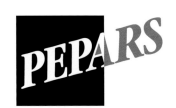

【ペパーズ】
編集企画にあたっ

JN115578

　昨今の COVID-19 のため世界中で数多くの医療従事者が困難に立ち向かっており
ます．医学の発展と微生物との戦いは終わりが見えず，たとえ今回の混乱が収束して
も将来的には新たな戦いが待っていることと想像できますが，それでも我々は医療人
として歩みを止めることは許されません．常に最新の，最善の，最適な医療を提供で
きるように努力し続けることが求められています．

　以前より再建については様々な先生のご発表や著書があり，再建の方法論としては
かなり成熟してきた分野だと感じております．また，近年では日本形成外科学会の特
定分野指導医として「再建・マイクロサージャリー分野指導医」がつくられ，今まで適
した特定分野指導医がなかった再建外科医にとって朗報となりました．日々努力し続
け真摯に診療を行っている先生方の努力の賜物であり，日本形成外科学会の中で再建
手術の重要性を理解していただいている先生方のおかげと思います．

　一言で再建手術といっても，外傷であったり，悪性腫瘍であったりと原疾患も違え
ば，損傷が及ぶ範囲，深さ，また部位ごとの組織，器官，機能の重要性なども違うた
め，これらを考慮し，患者さんの希望や体力，侵襲度などを厳密に検討した上で現時
点での提供できる医療で適切な方法を選択する必要があります．

　さて，この企画は主として悪性腫瘍の外科的切除後の再建をテーマに取り上げさせ
ていただきました．上で申し上げた通り，再建手術にあたり方法論としては現時点で
正解に近い再建方法がある程度共通認識として先生方の中に存在すると考えられま
す．しかし悪性腫瘍に伴う再建の場合，原疾患や術前治療，免疫状態，栄養状態など
により思わぬ落とし穴にはまることがあります．例えば術前照射が行われた栄養状態
不良の食道癌では創傷治癒は遷延し容易に咽頭瘻を生じ，治癒までに様々な外科的お
よび保存的治療を要します．口腔癌では口腔内から連続する瘻孔の治療は，口腔内の
圧力や感染の問題から治療に難渋することがあります．また乳房再建では自家組織お
よび人工物での再建がありますが，人工乳房を用いた再建では特有の合併症がありま
す．

　本企画では部位(頭蓋底，上顎，口腔，下咽頭，食道，乳房，腹壁，四肢軟部)ごと
に再建術の考え方や合併症，対処方法が違うことを鑑み，各部位ごとに経験豊富な先
生方にそれぞれ経験した合併症とその予防や治療，工夫などについて論じていただき
ました．再建手術を行っていく上で必ず経験すると思われる合併症に対し本書が日々
の診療の一助になることを切に希望いたします．

2020 年 4 月

梅澤裕己

# KEY WORDS INDEX

# WRITERS FILE

ライターズファイル（五十音順）

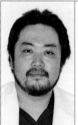

**梅澤　裕己**
（うめざわ　ひろき）

| | |
|---|---|
| 2004年 | 日本医科大学卒業 |
| 2006年 | 同大学付属武蔵小杉病院形成外科，後期専修医 |
| 2008年 | 同大学付属病院高度救命センター，助教 |
| 2009年 | 同大学付属病院形成外科・美容外科，助教 |
| 2010年 | 国立がん研究センター頭頸部外科・形成外科，チーフレジデント |
| 2012年 | 日本医科大学付属病院形成外科・美容外科，助教 |
| 2015年 | 同大学形成外科，講師 |
| 2017年 | 同大学形成外科，准教授 |

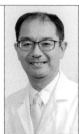

**櫻庭　　実**
（さくらば　みのる）

| | |
|---|---|
| 1990年 | 弘前大学卒業 山形県立中央病院，初期研修医 |
| 1994年 | 弘前大学大学院修了 山形県立中央病院形成外科 |
| 1997年 | 国立がんセンター東病院，がん専門修練医 |
| 1998年 | 同センター中央病院・東病院形成外科，医師併任 |
| 2003年 | Gent大学（ベルギー）形成外科留学 |
| 2006年 | 国立がんセンター東病院形成外科，医長 |
| 2010年 | 国立がん研究センター東・中央病院併任，頭頸部腫瘍科・形成外科 |
| 2012年 | 同センター東病院形成外科，科長 |
| 2016年 | 岩手医科大学形成外科，教授 |

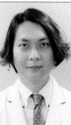

**外薗　　優**
（ほかぞの　ゆう）

| | |
|---|---|
| 2011年 | 鹿児島大学卒業 協立総合病院，初期臨床研修医 |
| 2013年 | 日本医科大学付属病院形成外科・再建外科・美容外科，専修医 |
| 2015年 | 同，助教 |
| 2016年 | 国立がんセンター東病院形成外科，がん専門修練医 |
| 2018年 | 日本医科大学附属病院形成外科・再建外科・美容外科，助教 |
| 2020年 | 湘南鎌倉総合病院形成外科・美容外科 |

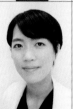

**岡本　茉希**
（おかもと　まき）

| | |
|---|---|
| 2013年 | 兵庫医科大学卒業 医療法人明和会病院，初期臨床研修 |
| 2015年 | 関西医科大学形成外科入局 |
| 2016年 | 彦根市立病院形成外科 |
| 2019年 | 横浜市立大学附属市民総合医療センター形成外科，指導診療医 |
| 2020年 | 富山大学附属病院形成再建・美容外科，特命助教 |

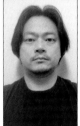

**田中顕太郎**
（たなか　けんたろう）

| | |
|---|---|
| 1995年 | 東京大学医学部保健学科卒業 |
| 2001年 | 東京医科歯科大学医学部医学科卒業 同大学形成外科入局 |
| 2004年 | 国立がんセンター東病院，ジュニアレジデント |
| 2007年 | 東京医科歯科大学形成外科 |
| 2015年 | 同大学大学院修了 同大学形成外科，特任助教 |
| 2018年 | 東京医科歯科大学大学院歯学総合研究科形成・再建外科学分野，教授 |

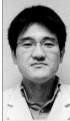

**宮本　慎平**
（みやもと　しんぺい）

| | |
|---|---|
| 2001年 | 東京大学卒業 同大学形成外科入局 |
| 2002年 | 東名厚木病院形成外科 |
| 2003年 | 杏林大学形成外科，助手 |
| 2007年 | 国立がんセンター東病院形成外科 |
| 2010年 | 国立がん研究センター中央病院形成外科 |
| 2018年 | 東京大学形成外科，講師 |

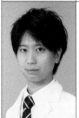

**辛川　　領**
（からかわ　りょう）

| | |
|---|---|
| 2014年 | 東京大学卒業 日本赤十字医療センター，初期研修医 |
| 2016年 | 東京大学医学部附属病院形成外科，特任臨床医 |
| 2018年 | がん研有明病院形成外科，医員 |
| 2020年（2〜3月） | インドGanga Hospital, Hand and Reconstructive Microsurgery, Fellowship |

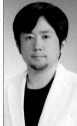

**中尾　淳一**
（なかお　じゅんいち）

| | |
|---|---|
| 2006年 | 日本医科大学千葉北総病院，初期臨床研修医 |
| 2008年 | 同大学形成外科入局 |
| 2010年 | 同大学高度救命救急センター，助教 |
| 2011年 | 会津中央病院形成外科 |
| 2012年 | 国立がんセンター形成再建外科，がん専門修練医 |
| 2014年 | 日本医科大学高度救命救急センター，助教 |
| 2018年 | 静岡県立静岡がんセンター再建・形成外科，副医長 |
| 2020年 | 同，医長 |

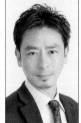

**元村　尚嗣**
（もとむら　ひさし）

| | |
|---|---|
| 1995年 | 大阪市立大学卒業 同大学形成外科入局 |
| 1995年 | 浜松労災病院形成外科 |
| 1997年 | 石切生喜病院形成外科 |
| 1999年 | 天理よろづ相談所病院形成外科 |
| 2001年 | 大阪市立大学形成外科，医員 |
| 2005年 | 同大学形成外科，講師 |
| 2011年 | 独国Ludwig-Maximilians-Universität München留学 |
| 2014年 | 大阪市立大学形成外科，准教授 |
| 2015年 | 同，教授 |

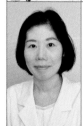

**倉元有木子**
（くらもと　ゆきこ）

| | |
|---|---|
| 2008年 | 山梨医科大学卒業 がん研有明病院，初期臨床研修医 |
| 2010年 | 同病院形成外科，医員 |
| 2013年 | 筑波大学附属病院形成外科，医員 |
| 2014年 | 水戸済生会病院形成外科，医員 |
| 2015年 | がん研有明病院形成外科，副医長 |

# CONTENTS

## 再建手術の合併症からのリカバリー

編集／日本医科大学准教授　梅澤　裕己

◆編集顧問／栗原邦弘　中島龍夫
　　　　　　百束比古　光嶋　勲
◆編集主幹／上田晃一　大慈弥裕之　小川　令

**【ぺパーズ】**
**PEPARS** No.161/2020.5◆目次

「PEPARS®」とは Perspective Essential Plastic
Aesthetic Reconstructive Surgery の頭文字よ
り構成される造語．

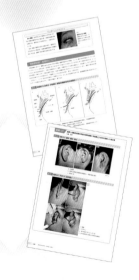
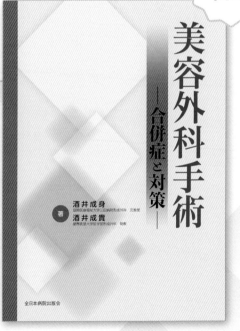

PEPARS No.161：1-9, 2020

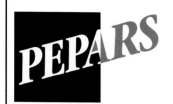

◆特集／再建手術の合併症からのリカバリー

# 頭蓋底再建合併症からのリカバリー

田中顕太郎*

**Key Words**：頭蓋底再建(skull base reconstruction)，術後合併症(postoperative complication)，術後感染(postoperative infection)，移植組織血流不全(impaired blood flow of flap)，髄液漏(cerebrospinal fluid leakage)，脳圧迫症状(cerebral compression symptom)

**Abstract** 頭蓋底再建手術では，有茎局所皮弁あるいは遊離組織移植術を用いて頭蓋腔と鼻副鼻腔を遮断する．術後合併症は時に致死的となる可能性があり対処法を知ることは重要である．当科の経験症例で頻度が高い術後早期合併症は，創部感染，移植組織血流不全，髄液漏，頭蓋内圧迫であった．創部感染は原因の除去，十分なドレナージと洗浄が大切である．予防策として頭蓋内への上皮成分の混入に特に注意する．移植組織血流不全発生時には迅速な手術対応が必要である．有茎皮弁では栄養血管の温存，遊離皮弁では確実な血管吻合が予防策として求められる．形成外科医は直接髄液漏の修復を行うことは少ないが，血流のよい組織で硬膜修復部を被覆し発生のリスクを下げる役割を担う．髄液漏発症後の再手術例では特にその役割を発揮する．軟部組織による頭蓋底再建では頭蓋内圧迫を起こすことがあり，時に保存的治療で軽快せず再手術が選択される．移植組織の配置に十分配慮する．

## 頭蓋底再建手術の概要

　頭蓋底再建手術とは，腫瘍切除あるいは外傷などが原因で頭蓋底に骨欠損が生じ頭蓋腔と鼻副鼻腔が交通してしまった場合に，脳炎や髄膜炎の発症を予防するために両腔を遮断する手術手技のことである[1]．頭蓋底は前頭蓋窩・中頭蓋窩・後頭蓋窩から成り，前二者が治療対象となる頻度が高い(図1)．なんらかの組織を移植または移動することで両腔を遮断するが，頭蓋腔に接して感染を予防することが目的なので，血流のよい組織を使用することが望ましい．欠損する頭蓋底は骨組織から成るが，再建には必ずしも骨組織を使用する必要はない．欠損部の大きさや複雑な形状を考えると，うまく当てはまるような血流のある骨組織の移植は技術的に難しく，また血流のない骨組織を用いた場合には感染を起こした時のリカバリー

が困難となる．そのため頭蓋底再建手術では一般に血流のよい軟部組織が用いられる[2]．

　術式の第一選択となるのは，頭蓋骨膜弁・側頭筋弁・側頭筋骨膜弁・側頭頭頂筋骨膜弁などの局所皮弁である．挙上した皮弁を開頭骨の間隙から頭蓋底に敷き込み，欠損部周囲の骨組織に縫合固定する．しかし手術既往や放射線照射歴などのために局所皮弁が使用できない症例がある．また広範な周囲組織の合併切除を伴う場合には局所皮弁のみでは再建組織量が不足する．こうした症例では遊離組織移植術が適応となる．頭部が3点ピン固定されていても仰臥位で採取できる前外側大腿皮弁，外側広筋弁，腹直筋皮弁などがよく用いられる．頭蓋底骨欠損部に皮弁を縫合固定し，血管茎は開頭骨の間隙から頭蓋外に通し側頭部や頸部で血管吻合を行う．

## 頭蓋底再建手術後の合併症

　頭蓋底再建術後の合併症についての報告は散見される[3]~[7]が，これらの文献に挙げられている合

* Kentaro TANAKA，〒113-8510　東京都文京区湯島 1-5-45　東京医科歯科大学大学院医歯学総合研究科形成・再建外科学分野，教授

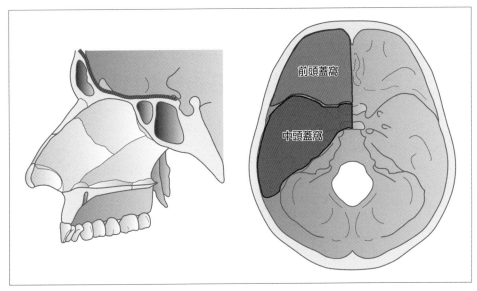

図 1.
頭蓋底再建手術の
シェーマ

併症を列挙すると，全身的な合併症(心筋梗塞，肺動脈塞栓，脳梗塞，深部静脈血栓症，心房細動，十二指腸潰瘍穿孔など)，脳・脳神経周囲の合併症(髄液漏，髄膜炎，髄膜脳瘤，頭蓋内膿瘍，失明，複視，顔面神経麻痺など)，眼窩周囲合併症(眼瞼外反，眼球陥凹，眼窩周囲蜂巣炎など)，一般的な術後合併症(創感染，縫合不全，術後出血，血腫，漿液腫，縫合糸膿瘍，人工物露出，骨髄炎など)，そのほか，移植組織壊死，吻合部血栓，腹壁瘢痕ヘルニア，頭蓋骨変形，慢性鼻副鼻腔炎，口蓋瘻孔など，実に多くの合併症が記述されている．どのような合併症が起こり得るかを知ることは重要である．しかしこのように病名のみ並べても，形成外科医にとって何が重要な合併症なのかわかりにくい．

そこで当科で過去 12 年間に行った頭蓋底再建手術 172 症例に起こった術後早期合併症について，頭蓋底外科に特徴的な合併症，再建外科に関わる合併症，致死的な全身状態につながる可能性のある合併症，という点に注目して診療録を後ろ向きに調査した．その結果，発生頻度が高く形成外科医にとって特に重要と思われた合併症は，移植組織周囲の感染，移植皮弁の血流不全，髄液漏，脳または脳神経の圧迫症状，であった．これらの術後合併症は時に致死的となり得るため，まずは合併症を起こさないよう十分に配慮された術式を選択する必要がある．また合併症が起こった場合

には迅速な対応が要求される．実際にどのような合併症が起こりどのようにリカバリーしたか，また予防するためにどのような配慮を行っているか，当科での経験を以下に述べる．

### 各合併症への対応(リカバリー法，予防法)

#### 1．移植組織周囲の感染
#### A．リカバリー法

一般に術後創部感染に対しては早急な対応がとられるべきであるが，頭蓋腔に近接した部位の感染では髄膜炎を併発すると致死的となり得ることから，より迅速で効率的な対応が望ましい．当科で経験した術後感染の内訳は，開頭頭蓋骨感染，硬膜下膿瘍，硬膜外膿瘍，前頭洞炎，鼻腔内膿瘍，皮弁下膿瘍，皮下膿瘍であった．これらのうち頭蓋腔に近接する症例では速やかに外科的な治療法が選択された．具体的には，開頭頭蓋骨感染では感染骨除去，硬膜下膿瘍では周囲壊死組織(開頭骨，移植皮弁の一部)の除去，硬膜外膿瘍では開頭洗浄，前頭洞炎では内視鏡下鼻腔前頭洞開窓術が行われた．その他の症例では感染部位と頭蓋腔との間に距離があったため，ベッドサイドでの膿瘍腔の開放洗浄で経過観察し保存的に症状が軽快した．開頭頭蓋骨や移植皮弁などの切除範囲が大きくなると術後の顔貌の変形が強く出ることがあり，二期的な修正術など複数回の手術を考慮する必要がある．

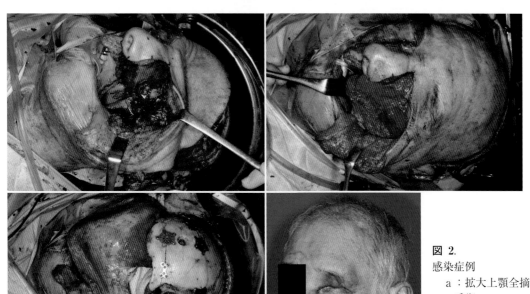

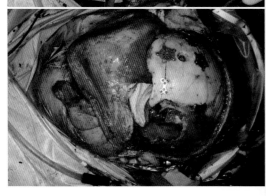

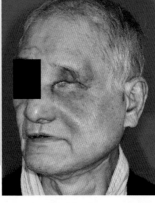

図 2.
感染症例
　　a：拡大上顎全摘術，前頭蓋底
　　　手術
　　b：皮島による鼻腔側壁，口蓋
　　　の再建
　　c：皮島による義眼床作成，腹
　　　直筋体による前頭蓋底の被覆
　　d：術後感染の状態

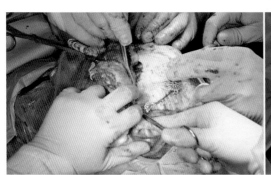

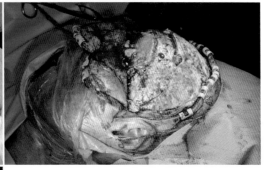

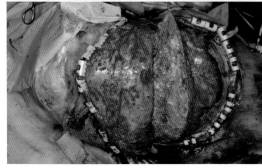

図 3.
感染症例再手術
　a：感染した開頭頭蓋骨の除去
　b：除去洗浄後
　c：死腔予防と感染制御のために遊離広背筋皮
　　弁移植を行った．

　**症例 1**：70 歳．男性．上顎洞癌に対する前頭蓋
底再建手術

　再発左上顎洞癌に対する，前頭側頭開頭による
前頭蓋底手術，拡大上顎全摘術，腹直筋皮弁によ
る再建を行った．皮島を用いて鼻腔側壁，口蓋，
義眼床を再建した．前頭蓋底欠損，脳硬膜修復部

には腹直筋皮弁の筋体を配置した．左側頭部で血
管吻合を行った(図 2)．術後，義眼床に潰瘍を形
成し排膿がみられた．内視鏡で開頭した前頭骨下
に死腔と壊死組織を認めたため，感染頭蓋骨の除
去と遊離広背筋皮弁移植による死腔充填を行っ
た．血管吻合は右側頭部で行った(図 3)．これに

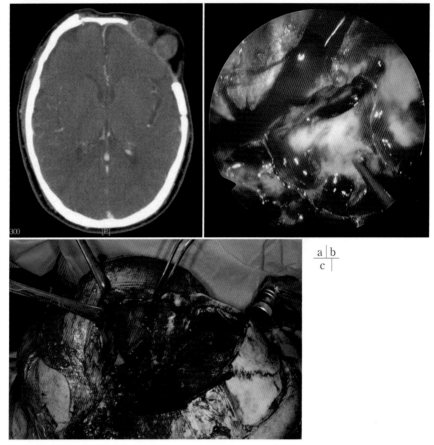

**図 4.**
a：移植皮弁の皮島から発生した頭蓋腔近傍の表皮嚢腫
b：鼻内視鏡による副鼻腔(蝶形骨洞)内の粘膜上皮の掻爬
c：頭側鼻腔粘膜の切除．鼻腔と頭蓋腔の距離を離して皮弁配置を容易にする．

より感染は制御されたが術後広範な頭部の陥凹変形を認め，のちに人工骨による頭蓋骨形成手術を行った．

**B．予防法**

感染の原因となり得るものに，組織血流不全，死腔，浸出液の貯留，人工物，血流のない開頭骨，などがある．感染予防の方策として，死腔を作らない適切な皮弁配置と確実な組織血流の確保，適切な位置へのドレナージチューブの留置，人工物は血流のよい組織で被覆すること，などは重要だが他の再建手術でも行われる．近傍に鼻副鼻腔があり義眼床作成を伴うことも多い頭蓋底再建手術では，さらに皮弁皮膚成分や鼻副鼻腔粘膜成分などの上皮成分を頭蓋腔内に残さないことに注意を要する．表皮嚢腫や粘液嚢胞に起因する頭蓋内感染の原因となる．皮下に埋め込まれる皮島の皮膚成分の除去は通常よりも念入りに行う．頭蓋腔に近接する部位は脱上皮ではなく脱皮膚でもよい．鼻副鼻腔粘膜の処理はさらに注意を要する．副鼻腔内の不必要な粘膜上皮は可能な限り除去して副鼻腔の頭蓋内化を可能にしておいた方が再建しやすい．また鼻腔粘膜も可能であれば不要な部位はあえて切除し，鼻腔と頭蓋腔の距離を離しておくと皮弁の配置も容易で術後感染のリスクも下がる（図4）．

**2．移植皮弁の血流不全**

**A．リカバリー法**

移植皮弁の血流不全の徴候を認めたら早急に対

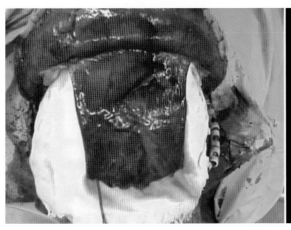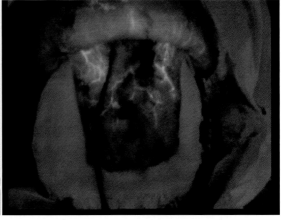

図 5. インドシアニングリーン蛍光造影法による頭蓋骨膜弁の術中血流評価

応すべきであることは，あらゆる再建手術で共通の手技である．しかし頭蓋底再建手術の場合，移植皮弁は頭蓋腔と鼻副鼻腔の境界に配置されている．この皮弁が壊死すると頭蓋腔は不潔野と連続することとなり，かつ壊死した皮弁組織に感染が起こると直接隣接する頭蓋腔にも影響を及ぼす可能性が高い．当科では移植皮弁の血流不全を 2 例経験したが，いずれの場合にも発見次第なるべく早急に再手術を行っている．1 例は術後 2 日目に皮島のうっ血所見で発見された．すぐにベッドサイドで血管吻合部を確認するも，動静脈に血栓形成を認めなかった．手術室で皮弁血流を確認すると，元に戻した開頭骨によって圧迫・絞扼された移植組織の一部がうっ血を呈していた．壊死組織の切除，皮弁の再配置，静脈再吻合を行った．もう 1 例は術後 1 日目に皮島の虚血所見で発見された．ベッドサイドで血管吻合部を確認するも血栓形成を認めなかった．手術室で大きく開創するとしばらくして血流の再開を確認できた．移植組織の腫脹のために血管茎のどこかで圧迫・絞扼が起きていたと判断した．皮弁全体を減量して再配置した．この再手術操作中の血栓形成が疑われた静脈の再吻合を行った．いずれの症例でも重篤な合併症には至っていない．

皮弁の血流不全がみられたのはいずれも遊離組織移植術による再建症例で，局所皮弁症例では起こっていない．頭蓋底再建手術の場合には局所皮弁を挙上するのは手術序盤の術野展開時で，実際に再建を行うのはそれからかなりの長時間を経た手術最終盤であることが多いため，血流障害があれば気付きやすい可能性がある．また移植組織容量がそれほど大きくないため，ある程度の血流障害が起こっても周囲組織からの血流再開通などで大きな影響を及ぼさなかったり，あるいは膿瘍形成などの別の形の合併症として明らかになったりしているのかもしれない．

**B．予防法**

頭蓋骨膜弁・側頭筋弁・側頭筋骨膜弁・側頭頭頂筋骨膜弁などの局所皮弁挙上時には栄養血管（浅側頭動脈・深側頭動脈・眼窩上動脈など）の走行に留意し確実に温存することが重要である．インドシアニングリーン蛍光造影法を用いて皮弁血流を確認するとより安全に再建が行える（図 5）．腫瘍や外傷部へのアプローチの操作が皮弁挙上の手技と重複する部分も多く，形成外科医も脳外科医とともに開頭操作に関わることが重要である．遊離組織移植術の場合には無理のない皮弁配置と確実な血管吻合が重要であることは他の再建手術と同様である．頭蓋底手術の場合には再建部位から頸部までの距離が長いため，吻合血管として側頭部が選択されることが多い．特に前頭蓋底手術の場合，当科では 78％の症例で側頭部が使用されている．浅側頭動静脈が第一選択であるが，中側頭静脈の有用性も高く[8)9)]，当科では積極的に使用

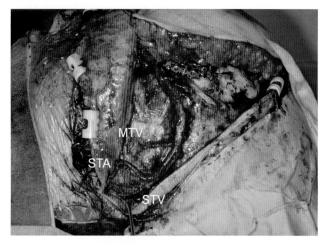

図 6.
側頭部での血管吻合
浅側頭静脈と中側頭静脈の併用例
STA：浅側頭動脈
STV：浅側頭静脈
MTV：中側頭静脈

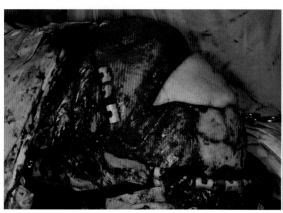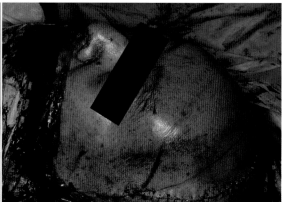

図 7. 術直後の血管茎の走行のマーキングを基にしたドップラーによる術後血流評価

している（図 6）．頭部の吻合血管は冠状切開の近傍にあるため，手術開始時の術野展開に参加し同定・確保しておく．血管茎は開頭骨の間隙から頭蓋外に通すため，走行中に圧迫されないよう頭蓋骨を削るなどの配慮が必要である．皮膚成分が体表に出ない場合には術後の血流モニタリングがわかりにくい．鼻内視鏡を用いるか，血管茎の走行をマーキングしておきドップラー血流計で確認する（図 7）．

### 3．髄液漏

頭蓋底手術の際には脳硬膜に欠損や破綻が生じ修復が必要となる場合がある．頭蓋底再建には硬膜修復部からの髄液の流出を確実に止める手術手技も含まれると考えている．しかし当科では，形成外科医が直接脳硬膜の縫合修復に携わることはない．広範な欠損が生じた場合にそこにパッチ状に当てる大腿筋膜を採取することと，硬膜修復部を十分な血流のある組織で被覆することによって髄液漏を予防することを担当している．また不幸にして術後髄液漏が起こってしまった場合，その対応にも積極的に関わっている．

### A．リカバリー法

当科で経験した髄液漏は術後 2〜14 日目に発症した．まずは保存的治療として，ベッド上安静，スパイナルドレナージの留置，抗生剤投与などが行われ，無効な場合には内視鏡下閉鎖術（脂肪充填術など）が試みられた．それでも難治な場合には再開頭手術を選択している．再開頭手術には形成外科医も参加し，移植組織の再配置あるいは再移植術を行って硬膜修復部の被覆に携わり良好な結果を得ている．

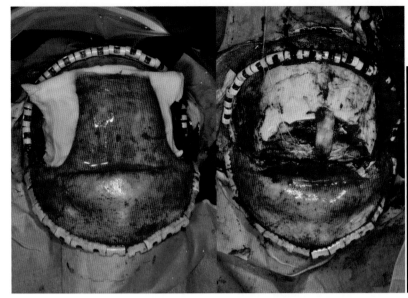

a．頭蓋骨膜弁による前頭蓋底再建 　　　　　　　　　　b．手術直後の MR 画像

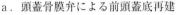
図 8．髄液漏症例

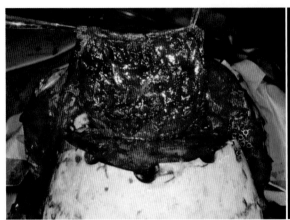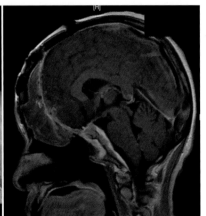

a．外側広筋弁による修復硬膜の被覆 　　　　　　　　b．再手術直後の MR 画像

図 9．髄液漏症例再手術

**症例 2**：63 歳，女性．髄膜腫に対する前頭蓋底
再建手術

嗅窩部髄膜腫に対する，両側冠状切開，両側
facial dismasking approach による前頭蓋底手術．
頭蓋骨膜弁による再建を行った．冠状切開の際に
は側頭部の血管を温存するよう配慮した．頭蓋骨
膜弁を開頭骨の間隙から頭蓋内に引き入れ，欠損
した前頭蓋窩の周囲骨に縫合固定した(図 8)．術
後 10 日目に髄液漏を発症した．ベッド上安静，ス
パイナルドレナージ留置，内視鏡下閉鎖術を試み
るも 1 か月以上経過しても症状は軽快せず，再開

頭手術を行った．硬膜修復部を十分に血流のよい
組織で被覆するために，外側広筋弁の前頭蓋窩へ
の移植を行った．血管吻合は左側頭部で行った
(図 9)．術後は髄液漏の再発を認めなかった．

**B．予防法**

硬膜修復部を血流のよい組織で確実に被覆する
ことが重要である[10]．被覆する組織は局所皮弁で
も遊離組織移植でもよいが，特に遊離組織移植で
大きな組織を当てる場合には，皮弁のどの部位を
当てるかで悩む場合がある．組織が術後腫脹する
と脳の圧迫を起こす可能性があり，術後萎縮する

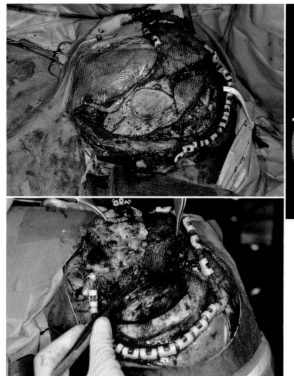
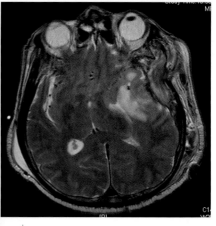

図 10.
脳圧迫症例および再手術
　a：初回再建手術時の術中所見
　b：移植皮弁による側頭葉の圧迫所見
　c：再手術時の術中所見．筋体の減量
　　を行っている．

と死腔を形成する可能性がある．どちらも新たな合併症の原因となりかねない．脳神経外科医とよく議論し共通のコンセンサスを得ておくこと，術後の画像評価をしっかり行うことを心掛けている．

### 4．脳・脳神経の圧迫症状

#### A．リカバリー法

頭蓋底再建手術後の合併症として特徴的なものに，近傍の脳あるいは脳神経の圧迫症状がある．移植組織の過充填あるいは移植組織の腫脹が原因となることがあり，迅速な対応を要する．当科では，脳圧迫による意識障害・失語，視神経圧迫による視力障害を経験した．全例で圧迫を解除する処置を行い症状の改善を得た．

**症例 3**：65 歳，男性．骨肉腫に対する中頭蓋底再建手術

顎関節部骨肉腫に対する，側頭骨亜全摘術，下顎関節突起切除術，耳下腺浅葉切除術．側頭筋弁および前外側大腿皮弁による再建を行った．硬膜修復部を側頭筋弁で被覆し，中頭蓋窩欠損部に外側広筋体を配置し，側頭部から顔面の組織欠損部を皮島で充填した．術後鎮静解除後も意識状態の

回復が進まず，画像所見より左側頭葉の圧迫が原因として疑われた．そのため圧迫解除を目的とした再手術を行った．側頭筋弁を硬膜より剝離して頭蓋外に再配置し，外側広筋は減量した．再手術後は順調な意識状態の回復がみられた（図 10）．

#### B．予防法

頭蓋底再建手術後の合併症としての脳圧迫症状は頻度としては低く報告も少ない[11]．しかし起こしてはならない合併症のひとつである．再建に用いる組織量を適切にすることが重要だが難しい．多すぎれば圧迫症状につながり，少なすぎれば死腔の形成から感染の危険性が高まるためである．また術後の組織の腫脹とその後の萎縮についても考慮しなければならない．脳神経外科医，頭頸部外科医と適切な組織量について術中に十分に議論するように心がけている．切除範囲の形状からどうしても圧迫を避けることが難しい場合には，硬組織による再建を考慮してもよいと考える．

### まとめ

発生頻度が高く重篤な全身状態に至る可能性が

あり，形成外科医が是非知っておくべき頭蓋底再建術後の早期合併症について，当科での経験症例から考察した．これらの合併症は致死的となり得ることから，リカバリー法や予防法に習熟することが重要と考えられた．対策の要点は，確実な皮弁血流の確保，適切な皮弁配置，適切な移植組織量の評価，などであった．

**参考文献**

1) 田中顕太郎, 岡崎　睦：【形成外科の治療指針 update 2019】頭頸部疾患　頭頸部の再建　頭蓋底. 形成外科. **62**（増刊）：S127，2019.

2) Chang, D. W., et al.：Reconstructive management of cranial base defects after tumor ablation. Plast Reconstr Surg. **107**：1346-1355；discussion 1356-1357, 2001.

3) Thompson, N. J., et al.：Reconstruction outcomes following lateral skull base resection. Otol Neurotol. **38**：264-271, 2017.

4) Sokoya, M., et al.：Complications of skull base surgery. Semin Plast Surg. **31**：227-230, 2017.

5) Chiu, E. S., et al.：Anterior and middle cranial fossa skull base reconstruction using microvascular free tissue techniques：surgical complications and functional outcomes. Ann Plast Surg. **60**：514-520, 2008.

6) Newman, J., et al.：Microvascular reconstruction of cranial base defects：An evaluation of complication and survival rates to justify the use of this repair. Arch Otolaryngol Head Neck Surg. **132**：381-384, 2006.

7) 亀井　讓：形成医療　頭蓋底再建と合併症. 現代医学. **58**：157-160，2010.

8) Yano, T., et al.：Usability of the middle temporal vein as a recipient vessel for free tissue transfer in skull-base reconstruction. Ann Plast Surg. **68**：286-289, 2012.

9) Yano, T., et al.：Anatomy of the middle temporal vein：implications for skull-base and craniofacial reconstruction using free flaps. Plast Reconstr Surg. **134**：92e-101e, 2014.

10) Kiyokawa, K., et al.：A reconstruction method using musculopericranial flaps that prevents cerebrospinal fluid rhinorrhea and intracranial complications after extended anterior skull base resection. Skull Base Surg. **9**：211-219, 1999.

11) 山口　将ほか：頭蓋底再建後に筋皮弁腫大による意識障害をきたした1例. 脳神経外科ジャーナル. **21**：44-49，2012.

PEPARS No.161：10-16, 2020

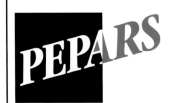

◆特集／再建手術の合併症からのリカバリー

# 上顎再建合併症からのリカバリー

元村　尚嗣*

**Key Words**：上顎再建(maxillary reconstruction)，術後合併症(postoperative complications)，リカバリー手術(recovery operation)，有茎広背筋皮弁(pedicled latissimus dorsi musculocutaneous flap)，人工骨(artificial bone)

**Abstract** 　頭頸部癌術後の合併症で最も避けたいものとして移植組織の血流不全が挙げられる．原病の治療に影響するだけではなく，致死的な合併症に繋がる可能性もある．特に上顎再建術後に生じた場合は，機能はもちろんのこと，整容的な損失の程度は測り知れない．そのためリカバリー手術が必須となる．我々が経験した合併症を3つに分類し，軟部組織および硬性組織がともに壊死となった場合には遠位に皮島を配置した有茎広背筋皮弁およびオーダーメイド人工骨による再建を，硬性組織のみが壊死となった場合にはオーダーメイド人工骨を周囲組織でwrappingし再建を行った．リカバリー手術ゆえ，ある程度の限界はあると考えるが，安全に確実に再建が可能な術式を選択するべきであると考える．

## はじめに

　上顎は鼻腔や口腔と隣接し，かつ顔面の輪郭を構成する非常に重要な部分である．そのため上顎癌術後の quality of life は頭頸部癌患者の中で最も低いとされ[1]，その再建を担っている我々形成外科医に課せられた使命は非常に大きい．原則として，当科では血管柄付き骨・軟部組織移植による上顎再建を行っている．しかし，移植する上顎のスペースが小さいこと，recipient 血管の位置が比較的遠いことから移植組織の血流不全が生じてしまう場合がある．我々が経験した合併症に対するリカバリー手術について症例を提示しながら報告する．

## 上顎再建の合併症について

　我々が経験した上顎再建の合併症を3つに分類した．すなわち，1)移植した硬性組織および軟部組織がともに血流不全となったもの，2)移植した硬性組織のみが血流不全となったもの，3)瘻孔形成などのマイナートラブル，の3つである．当科の上顎再建については，現在は肋骨付き遊離広背筋皮弁を第1選択としているが，初期の再建においては肋軟骨付き遊離腹直筋皮弁による再建を行っていた[2][3]．本稿では初期に経験した合併症で，1)，2)についてのリカバリー手術について報告する．

### 硬性組織および軟部組織が
### 血流不全となった場合のリカバリー手術

　この原因としては，① 血管茎の通るスペースが小さいこと，② recipient 血管の位置が離れている，③ 小さい欠損部に硬性組織，軟部組織を十分量移植すること，④ 長時間手術，⑤ 術後の腫脹，

* Hisashi MOTOMURA, 〒545-8585　大阪市阿倍野区旭町 1-4-3　大阪市立大学大学院医学研究科形成外科学, 教授

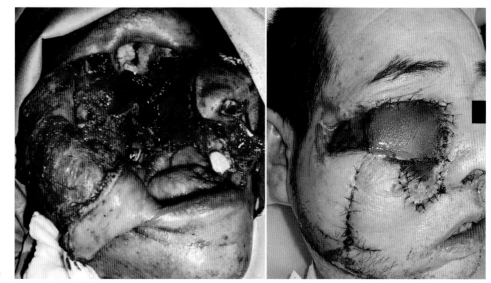

図 1. 症例 1：61 歳, 男性. 右上顎癌 T4N0M0
a：右上顎癌に対して拡大上顎全摘術が施行された.
b：肋軟骨付き遊離腹直筋皮弁で一次再建を行ったが術後壊死となった.

などが挙げられる. 特に, 血管の長さもギリギリ
である上に, 咬筋上に作成した血管茎を通すス
ペースは, 術後の腫脹により血管茎が圧迫され易
いと考える. また長時間手術により感染率は高く
なると言われており, 血流不全を契機に感染も合
併し易くなる. 移植組織がすべて壊死してすべて
の再建をやり直すこととなる. この場合は, 軟部
組織再建と硬性再建を 2 期手術に分けて行ってい
る. 軟部組織再建については, 有茎広背筋皮弁によ
る再建を行う. 有茎広背筋皮弁のデザインについ
ては, 通常のものより遠位に行うことで容易に上
顎部まで移植することが可能である. その後 6 か
月頃に, 事前に患者の CT より作成したオーダー
メイド人工骨を用いた Zygomatico-maxillary
buttress(以下, ZMB)を行い, 周囲の組織で wrap-
ping し露出などの合併症を予防する[4].

## 硬性組織のみが血流不全となった場合の
## リカバリー手術

肋軟骨は軟骨膜から栄養を受けていることから
肋軟骨自体の血流は比較的悪く, 一時的な血流低
下を起こした場合や軟骨膜の不適切処理など手術

手技のミスでも肋軟骨は壊死になり得ると考え
る. この場合は, オーダーメイド人工骨で硬性再
建を行うが, 人工骨移植を行うための recipient
bed preparation が重要となる.

## 症　例

**症例 1**：硬性組織および軟部組織が血流不全と
なった場合のリカバリー手術

61 歳, 男性. 右上顎癌 T4N0M0, 術前 CRT 40
Gy. 右上顎癌に対して拡大上顎全摘術が施行さ
れた(図 1-a). 肋軟骨付き遊離腹直筋皮弁で再建
を行った. ZMB 再建, 鼻腔ライニング, 口蓋, 眼
窩部を皮島で再建した. Recipient 血管は舌動脈,
内頸静脈としたが, donor 血管の下腹壁動静脈の
長さが不足したため静脈移植を併用してそれぞれ
端々, 端側吻合を行った. その後徐々に眼窩部皮
島の色調の悪化を認め, 移植組織は全壊死となっ
た(図 1-b).

デブリードマンを行い, しばらく創部の清浄化
を図った後にリカバリー手術を計画した(図 2-
a). 軟部組織再建, 硬性再建は 2 期に分けること
とした. Recipient 血管が乏しいこと, 放射線照射

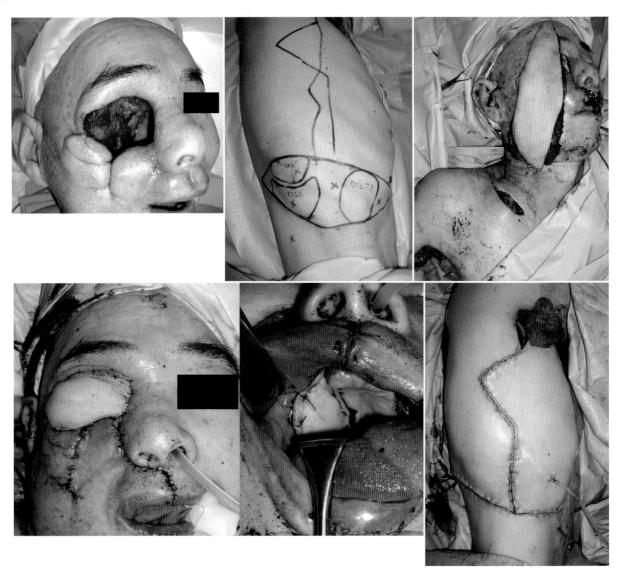

図 2. 症例 1：リカバリー手術

a：デブリードマンを施行し創部の清浄化を図った上で手術を行った.
b：3 皮島をもつ dpp LD flap をデザインした.
c：有茎筋皮弁であるが，顔面まで余裕をもって移動できた.
d：眼窩部，鼻腔ライニング，口蓋部を皮島で再建した.
e：Donor site は単純縫縮した.

| a | b | c |
|---|---|---|
| d | e | |

後であること，何よりも遊離組織移植後の血管トラブルであることより，有茎広背筋皮弁による再建を行うこととした．第10肋間動脈穿通枝を含む遠位に皮島を有する広背筋皮弁をデザインし，挙上した(図2-b)．広背筋の停止部は切離し，胸背動静脈を完全に isolate した．広背筋皮弁を大胸筋下トンネルを通して欠損部に移植し，口蓋，鼻腔ライニング，眼窩部の3皮島として再建を行った

(図2-c〜e)．有茎広背筋皮弁移植後6か月で患者の CT から作成したオーダーメイド人工骨(セラタイト®)で ZMB の再建を行った．人工骨は健側より曲率を下げ極力角のない状態とし，前回移植した広背筋弁内に pocket を作成し人工骨を wrapping した(図3)．人工骨は骨断端と Nylon 糸で確実に固定を行った．その後義眼床再建，修正術を行い現在に至る(図4)．

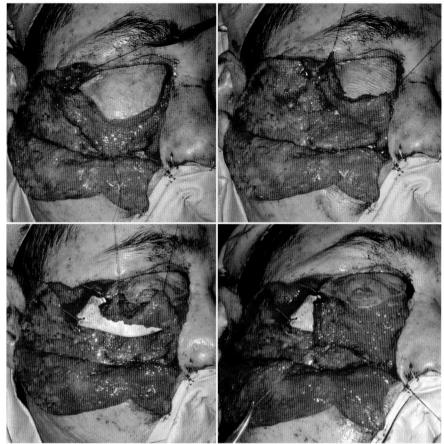

a b
c d

図 3. 症例 1：人工骨による硬性再建（文献 4 より一部引用）
　　a：既に移植している腹直筋皮弁の vascularized tissue flap をデザインした.
　　b：Vascularized tissue flap を挙上した.
　　c：挙上した vascularized tissue flap 下に人工骨を移植した.
　　d：人工骨を vascularized tissue flap で完全に wrapping した.

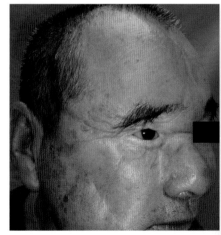

a b

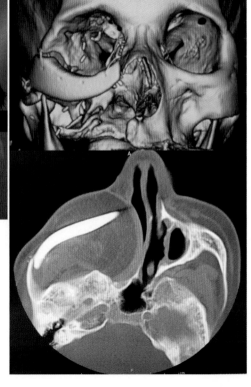

図 4.
症例 1：術後所見
　　a：義眼装着も問題なくリカバリーできていると考える.
　　b：術後 CT 所見. ZMB の再建ができているが，健側と
　　　比較すると曲率を下げており，また角張らないように
　　　工夫している.

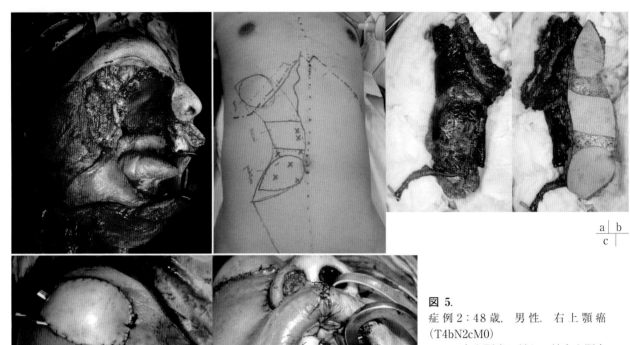

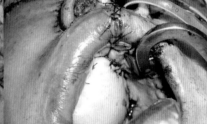

a | b
---|---
c | 

図 5.

症例 2：48 歳，男性．右上顎癌
（T4bN2cM0）

　a：右上顎癌に対して拡大上顎全
　　摘術が施行された．

　b：肋軟骨付き遊離腹直筋皮弁に
　　て一次再建を行った．

　c：ZMB 再建，鼻腔ライニング，
　　口蓋，眼窩部を皮島で再建した．

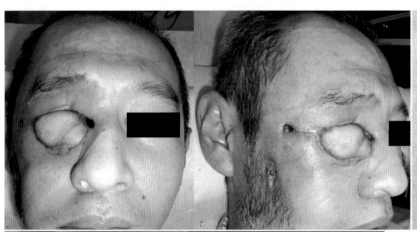

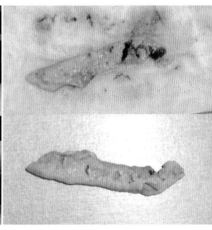

a | b
---|---
c | 

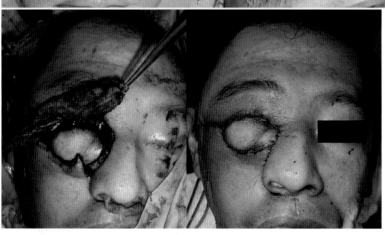

図 6.

症例 2：デブリードマンおよび側頭筋膜弁充
填術

　a：術後感染を合併し内眼角，外眼角部に
　　瘻孔が出現した．

　b：壊死した肋軟骨を摘除した(表，裏)．

　c：側頭筋膜弁を死腔に充填した．

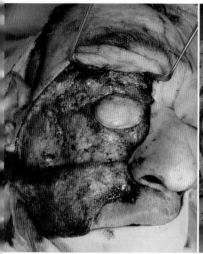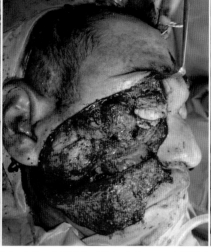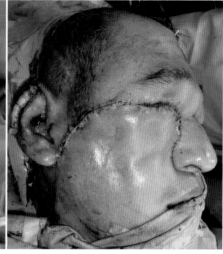

a｜b｜c

図 7. 症例 2：リカバリー手術（人工骨による ZMB 再建）（文献 3 より一部引用）
　　a：Vascularized tissue flap をデザインし挙上した.
　　b：Flap 下に人工骨を移植し wrapping した.
　　c：Kajikawa らの報告を参考に眼窩部皮島を袋状にして埋入して義眼床再建に備えた.

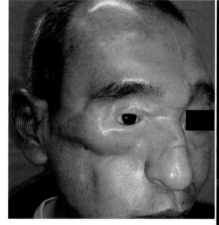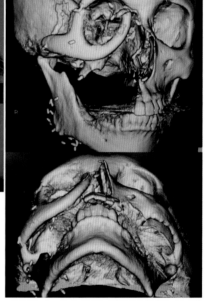

a
b

図 8.
症例 2：術後所見
　　a：義眼装着状態は良好である. 軟部組織の萎縮を認めるが,
　　　　リカバリーできていると考える.
　　b：術後 CT 所見. ZMB の再建ができているが, 健側と比較す
　　　　ると曲率を下げており, また角張らないように工夫している.

　**症例 2**：硬性組織のみが血流不全となった場合
のリカバリー手術
　48歳, 男性. 右上顎癌（T4bN2cM0）, 術前 CRT 40
Gy. 右上顎癌に対して拡大上顎全摘術が施行さ
れた（図 5-a）. 肋軟骨付き遊離腹直筋皮弁で再建
を行った（図 5-b）. ZMB 再建, 鼻腔ライニング, 口
蓋, 眼窩部を皮島で再建した（図 5-c）. 術後感染を
合併し, 内眼角, 外眼角部に瘻孔が出現した（図 6-
a）. 皮島の血流は問題なかったが, 開窓したとこ
ろ移植肋軟骨の壊死を認めたため洗浄処置を継続
して全身麻酔下に肋軟骨摘除術および側頭筋膜弁
による充填術を施行した（図 6-b, c）. 感染は完全に
沈静化し, 創部瘢痕の成熟化を待ちながら, 患者 CT
データからカスタムメイド人工骨を作成し, 全身麻
酔下に人工骨による ZMB 再建を行った. 腹直筋
弁を弁状に挙上し人工骨を Wrapping した（図 7-
a, b）. 最終的に Kajikawa らの報告[5]にしたがって
義眼床再建術を施行し（図 7-c）, 現在に至る（図 8）.

## 考 察

　上顎癌術後再建では，硬性再建を含む複雑な形状・欠損の大きさ・厚さに対する適合性から自由度の高い遊離皮弁が第一選択となることに異論はない．当科においても，初期の症例では肋軟骨付き遊離腹直筋皮弁，最近では肋骨付き遊離広背筋皮弁による再建を行っている．しかし，移植組織が壊死した場合のリカバリー手術においては，術者および患者・家人の心情的問題や吻合血管の信頼性，遊離皮弁と比較して短時間の手術を選択したくなる，などの理由により有茎（筋）皮弁による再建を検討することが多い．頭頸部に安全に確実に移植でき，なおかつ遊離（筋）皮弁にひけをとらない，もしくは優れている有茎（筋）皮弁が必要となる．我々は頭頸部再建後のリカバリー手術において，第10後肋間動脈外側皮枝を含み，通常よりも遠位に皮島を置く有茎広背筋皮弁（distally positioned pedicled LD flap；dpp LD flap）を用いることが多い（図9）．dpp LD flap は，十分な rotation arc を持ち，薄い皮弁が作成でき，血流は非常に安定しており，複数の皮島を作成でき立体的再建が可能である．硬性再建においては，リカバリー手術の場合はオーダーメイド人工骨を用いることが多い．人工骨移植の point として，① 手術を2回に分け，副鼻腔や鼻腔との連絡を完全に遮断したうえで人工骨による ZMB 再建を行う，② 人工骨作成の際には左右対称の形態ではなく曲率を下げて，かつ曲面を多用し突出を最低限にする，③ 人工骨を挿入するスペースは最低限にし死腔を作らない，④ 前頭骨上顎突起および頬骨弓断端と確実に密着させ固定する，⑤ 周囲の vascularized tissue を flap として人工骨を被覆する，という5つを徹底して施行することが重要である[4]．

　最もよいと考える第一選択の手術を行った後のリカバリー手術ゆえ，ある程度の限界はあると考えるが，安全に確実に低侵襲に機能・整容を満た

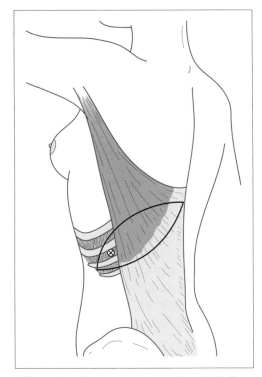

**図 9.** Distally positioned pedicled LD flap（dpp LD flap）のシェーマ
第10後肋間動脈外側皮枝（赤丸×）を含み，通常よりも遠位に皮島を置く有茎広背筋皮弁

し得る術式を選択することが重要であると考える．

### 参考文献

1) 小野　勇ほか：頭頸部患者の quality of life．癌の臨床．**34**：1065-1071，1988．
2) 元村尚嗣ほか：大阪市立大学における上顎癌切除後再建に対する strategy．頭頸部癌．**31**：503-510，2005．
3) 元村尚嗣：【悪性腫瘍切除後の頭頸部再建のコツ】上顎全摘後の再建．PEPARS．**60**：9-22，2011．
4) Motomura, H., Iguchi, H.：Simple maxillary reconstruction following total maxillectomy using artificial bone wrapped with vascularized tissue：five key points to ensure success. Acta Otolaryngol. **132**：887-892, 2012.
5) Kajikawa, A., et al.：Three-step orbitofacial reconstruction after extended total maxillectomy using free RAM flap and expanded cervicofacial flap with cartilage grafts. J Plast Reconstr Aesthet Surg. **63**：1608-1614, 2010.

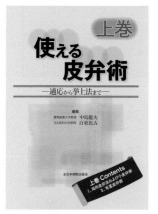
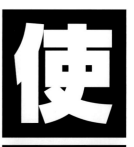
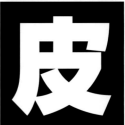
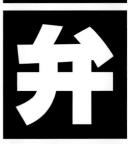
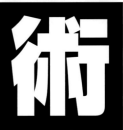

PEPARS No.161：18-25, 2020

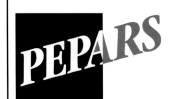

◆特集／再建手術の合併症からのリカバリー

# 口腔癌の再建合併症を防ぐ工夫と合併症発生時のリカバリー

中尾淳一[*1]　中川雅裕[*2]

**Key Words**：手術部位感染症(surgical site infection；SSI)，多職種連携(multi-professional collaboration)，口蓋瘻孔(palatal fistula)，口蓋粘骨膜弁(palatal mucoperiosteal flap)，プレート露出(exposed artificial plate)，no-touch-technique；NTT，perifascial areolar tissue；PAT

**Abstract**　口腔癌の再建では，口腔の特性より感染や創離開などの合併症を起こしやすいが，これらは相互に悪影響を及ぼしやすい上，患者背景も合併症発生に関与している．したがって口腔手術の合併症を予防するには多職種が連携し多方面からそれぞれの合併症発症因子にアプローチすることが重要である．

感染の早期発見には再建部位だけでなく全身的な診察が重要である．

口腔内の創離開の中で口蓋瘻孔の発生は患者のQOLを著しく低下させる上に保存的治療で改善が望めないため，瘻孔閉鎖術の適応となりやすい．

口腔外の創離開の中で再建プレートの露出など難治性潰瘍の発生時は，感染コントロールと十分なwound bed preparationを行い，その後3cm以下の欠損に対しては低侵襲に施行することができるPAT移植が有用である．

## はじめに

口腔の再建は唾液に曝露される部位で感染を起こしやすく，また舌や口唇，軟口蓋など再建部位周囲が動くことにより創離開を起こしやすいことが知られている．感染と創離開は相互に悪影響を及ぼしやすく，既往疾患や患者の栄養状態，術前治療の有無など他の因子の関与も少なくないことから，様々な要因を複合的に捉え治療にあたる必要がある．

本稿では我々が行っている口腔癌再建の合併症を防ぐ工夫と，合併症が発生した場合の対応について解説する．

## 感染

口腔の再建では手術部位感染症の発生率が他の部位に比べると高いことが知られるが，その理由として口腔内は大量の細菌を含んだ唾液が貯留する部位であり[1]，さらに再建後は術後嚥下障害による口腔の自浄作用が失われ，細菌数がさらに増加することが挙げられる[2]．その他にも手術により発生した死腔の存在，術前からの低栄養状態や術前化学放射線療法による創傷治癒遅延・創離開など，様々な因子が感染の成立に関与する[2]．

感染を予防するために，嫌気性菌を含む口腔内常在菌をターゲットとした周術期抗菌薬の投与を行うことや，十分な組織の充填と閉鎖陰圧ドレーンを配置し抗菌薬の届きにくい死腔を作らない再建手術を行うことに議論の余地はないが，その他に歯科・口腔外科医師や看護師の積極的な介入により術前からの口腔ケアや栄養状態の改善を行うなど，多職種の連携が必要である[3]．

手術部位感染症を発症した場合，局所症状が明

[*1] Junichi NAKAO，〒411-8777　静岡県駿東郡長泉町下長窪1007　静岡県立静岡がんセンター再建・形成外科，医長
[*2] Masahiro NAKAGAWA，同，部長

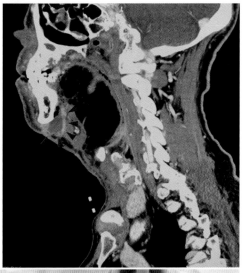

図 1.
膿瘍形成への対応
72 歳，男性．舌根癌に対し舌全摘後遊離腹直筋皮弁再建を行った．
　　a：術後第 22 病日．CT にて口腔底より頸部へつながる膿瘍形成を認めた．
　　b：膿瘍底を確認後，頸部より切開排膿
　　c：口腔底にはアクロマイシン®軟膏ガーゼを挿入し頸部との交通を遮断した．

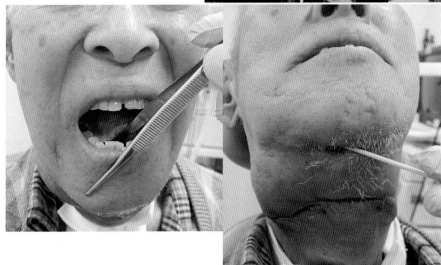

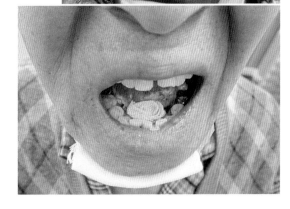

らかとなる前に発熱したり，血液検査にて遅発性の炎症反応の上昇を認める症例も少なくない．診断が遅れ感染が重篤化することのないよう，熱型や血液検査などの全身的な症候を含めた診察を行うことが重要である．持続する発熱や炎症反応の再上昇を認めた場合は，圧痛点などの局所症状がないか確認し，それでも熱源がわからない場合は超音波検査や CT などの画像検査の施行を考慮する．
　画像検査の結果口腔周囲に膿瘍形成を確認した場合，積極的に切開排膿を行うと同時に抗菌薬選択のための膿瘍の細菌培養検査を行う．口腔内から体表面近くまで続く膿瘍を形成している場合は，皮膚より切開排膿を行い膿瘍を頸部から持続的に排出させ深部より癒合させるようにし，口腔側膿瘍入口部には頸部との交通を遮断するための軟膏ガーゼを充填し口腔内細菌の皮下組織への侵入をブロックする（図 1）．口腔ケアを行うことができる患者では，軟膏ガーゼを詰めたまま経口摂取を継続させ毎食後に口腔ケアを行うことで，栄養状態の低下を防ぎ創傷治癒遅延をきたさずに済む．

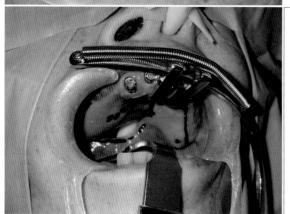

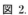

図 2.
Hinge flap と口蓋粘骨膜弁を組み合わせた口蓋瘻孔閉鎖
75 歳，女性．硬口蓋癌に対し，上顎部分切除後遊離前
外側大腿皮弁による再建を行った．
　　a：皮弁と軟口蓋間に瘻孔を形成．軟口蓋にかかる
　　　瘻孔のため，口蓋床を装着すると反射が強く装着
　　　は困難であり，瘻孔閉鎖術が計画された．
　　b：皮弁デザイン

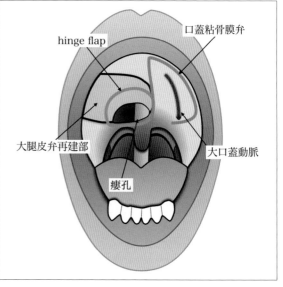

口蓋粘骨膜弁

hinge flap

大腿皮弁再建部

瘻孔

大口蓋動脈

## 口蓋瘻孔

　口腔内の創離開で問題となるのは嚥下や発声に悪影響を及ぼし，保存的に閉鎖が困難な口蓋瘻孔である．特に軟口蓋部に発生した瘻孔では，口蓋床の装着により咽頭反射が惹起されやすいことや，軟口蓋の動きによる口蓋床の脱落を起こしやすく，口蓋床を装着できず手術治療が選択されることがある．

　初回手術時は，再建部位が軟口蓋の動きにより牽引され創部への緊張がかかりやすいことや，術後再建組織や周囲の粘膜組織の腫脹が取れ萎縮することを想定し，縫合面に緊張がかからないように十分な面積の皮弁を充填しておくことが重要である．

　発生した瘻孔が小さければ単純縫縮による閉鎖も可能ではあるが，初回手術と比較すると皮弁や周囲組織が萎縮し縫合部にかかる緊張は強くなっており，仮に一時は閉鎖できたとしても再び離開

する可能性が高い．口蓋瘻孔の閉鎖に，簡便に挙上可能な口蓋粘骨膜弁を使用した報告があり[4]，我々は全身麻酔下の瘻孔閉鎖を行う場合は原則的に単純縫縮を選択せず，瘻孔周囲の組織から作成した hinge flap と対側の口蓋粘骨膜弁を組み合わせた閉鎖を行っている（図 2）．

　Hinge flap と口蓋粘骨膜弁を組み合わせた瘻孔閉鎖を行う上で重要な点は 2 点ある．1 点目はhinge flap と口蓋粘骨膜弁の縫合部を一致させないようにすることで，これにより仮に一方の flapが離開してもすぐに瘻孔の再発とはならない．2 点目は口蓋粘骨膜弁の栄養血管である大口蓋動脈を同定し（図 2-d），可能な限りこれを茎とした islandflap にすることで欠損への移動が容易となり，創へかかる緊張を低減できることである．また粘骨膜弁の移動距離が足りない場合，大口蓋孔後壁の骨を削落すると粘骨膜弁の移動距離をさらに増やすことができる．粘骨膜弁採取部はネオベール®

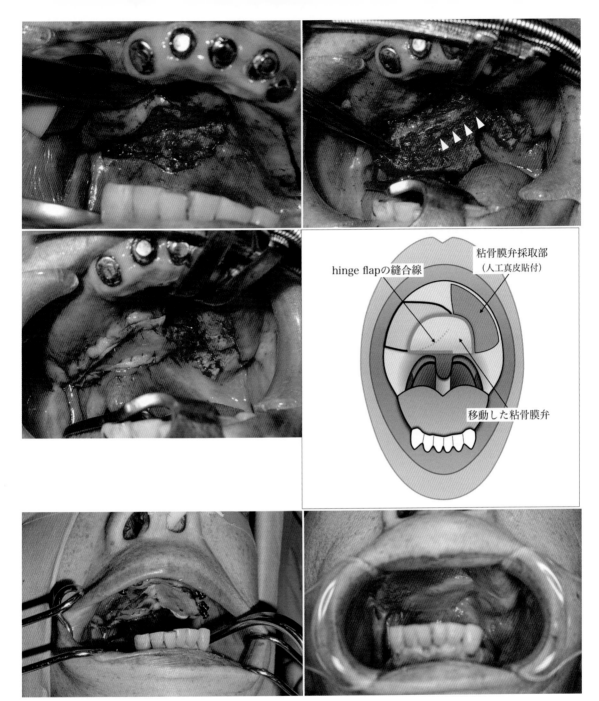

c | d
e
f | g

**図 2.** Hinge flap と口蓋粘骨膜弁を組み合わせた口蓋瘻孔閉鎖(つづき)

c：瘻孔周囲より hinge flap を挙上し閉鎖

d：大口蓋動脈を茎とした口蓋粘骨膜弁を挙上(△が大口蓋動脈)

e：粘骨膜弁を縫着．粘骨膜弁採取部の欠損には人工真皮(ネオベール®)を貼付した．

f：一時的な口蓋保護床を人工真皮貼付部直上に IMF スクリューで固定

g：術後 10 か月．瘻孔は完全閉鎖し，粘骨膜弁採取部も粘膜化した．

などの人工真皮を貼付しておくだけで十分粘膜化するが(図 2-e)，術前に口蓋保護床を作成しておき，術中粘骨膜弁採取部に IMF スクリューで固定することによって，tie over 固定を行わず安定するだけでなく唾液の曝露を回避でき，粘膜化を促すことができる(図 2-f)．

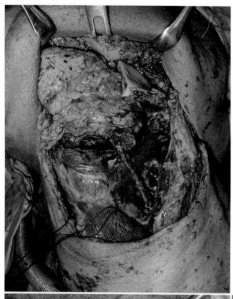

a
b c

図 3.

No-touch-technique

75歳，男性．口腔底癌に対し下顎区域切除後，プレフォームドプレートと筋膜付き遊離前外側大腿皮弁により下顎再建を行った．

a：プレート固定前に口腔内の皮弁縫着を完了し口腔と頸部の交通を遮断した．

b：顎間固定後頸部を十分に洗浄し，グローブを交換し清潔な状態でプレフォームドプレートを固定した．

c：大腿筋膜でプレートを被覆し，さらに脱上皮した皮弁をプレートの外側へ挿入することで軟部組織の容量不足を解消した．

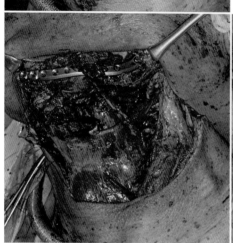
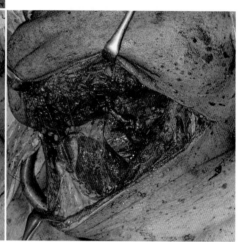

## 再建プレート露出

　口腔外の創離開で問題となるのは骨や特に再建プレートが露出した場合である．潰瘍周囲皮膚を用いた局所皮弁による閉鎖が望ましいが，放射線照射後にプレートが露出した症例では周囲組織が瘢痕化していたり，手術により周囲組織の栄養血管が犠牲となっていることから容易に皮弁を挙上できない場合が多い．このためプレートの露出面積がわずかでも，潰瘍の閉鎖には全身麻酔を要し欠損の大きさに見合わない大がかりな皮弁再建となってしまうことがある．

　プレートの露出を防ぐためには初回手術時に厚い皮弁を選択することや，皮弁とともに筋体や筋膜を同時採取しプレートを被覆することが重要である．我々はプレート単独再建症例ではプレート破損リスクの低いプレフォームドプレートで硬性再建を行い，組織の厚い腹直筋皮弁による軟部組織再建を第1選択とし腹直筋でプレートを被覆している．腹直筋皮弁再建では組織が厚すぎる場合，筋膜付き前外側大腿皮弁を用い大腿筋膜でプレートを被覆し，下顎皮膚とプレートの間に脱上皮した皮弁を挿入することで，軟部組織の容量不足を補いプレートを露出しにくくしている（図3-c）．

　また，前述の通り感染もプレートが露出の要因となるため，プレートと軟部組織による下顎再建では全例 no-touch-technique（以下，NTT）を導入している[5)6)]（図3）．NTT とは下顎再建において最

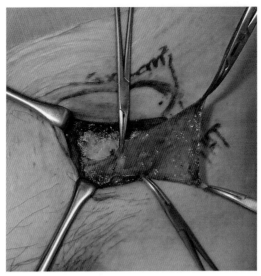

図 4. 外腹斜筋腱膜上の PAT を採取している様子
PAT 内の微細な血管網を損傷しないように，電気メスを使用
せずコールドメスで鋭的な剥離を行う．

初に口腔内の皮弁縫着を行い，口腔と頸部の交通を遮断して初めてプレートを術野で使用する方法である．頸部を洗浄後にグローブを交換し清潔な状態でプレートを取り扱うことで，プレートの唾液曝露を回避することができる．NTT を行う場合，術前に下顎立体モデルを用意しあらかじめプレートをベンディングしておくと，術中のプレートの固定がスムーズである．

それでもプレートが露出した場合，プレート抜去を急がず感染組織のデブリードマンや創部の洗浄を行うことで，殆どの症例においてプレートを抜去せずに感染をコントロールすることができる．また，近年使用可能となった間欠洗浄型局所陰圧療法を用いることで，感染を再燃させることなく比較的安全に wound bed preparation を行えるようになっている．

感染コントロールができてもプレート露出が残存する場合，露出が 3 cm 以下である場合は全身麻酔下での皮弁再建を行う前に，局所麻酔下で簡便に施行可能な perifascial areolar tissue（以下，PAT）の移植を考慮する[7]．

PAT は深筋膜上に存在する血流の豊富な組織で，骨・腱の露出した皮膚欠損創や咽頭皮膚瘻の閉鎖，脳外科領域における髄液漏の閉鎖への使用

が報告されている[8)～11)]．我々は，鼠径部の外腹斜筋腱膜上や大腿筋膜上から PAT を採取し（図4），植皮を併用する場合は PAT 採取部位直上の皮膚も同時採取し PAT 上に分層植皮を行っている．

プレート露出部位に PAT 移植を行う場合，プレート上の PAT の生着範囲を向上させるために，PAT と血流のある組織が接触する面積を増やす underlay 法を行っている[12)]（図5-c）．これにより PAT 上下の移植床から PAT 内の血管網へ水平方向の架橋現象が起こり，プレート上の PAT まで血液を供給することができる．また PAT は間葉系幹細胞に富み，血流再開後速やかに線維芽細胞へ分化し肉芽組織に変化するとされている[13)]．

実際には欠損周囲組織の皮下を可及的に剥離し，剥離した組織間に PAT を敷き込み血流のよい組織で PAT を挟み込んでいる（図5）．我々は1期的に植皮を行う場合は PAT 上に分層植皮片を tie over 固定しているが，50～75 mmHg の低圧に設定した局所陰圧閉鎖療法を併用した方がより生着率が上がるという報告も認められる[14)]．

仮に PAT が生着しなかった部位があったとしても，潰瘍面積が縮小し潰瘍周囲は血流の豊富な肉芽組織となるため，保存的に上皮化することが期待できる．

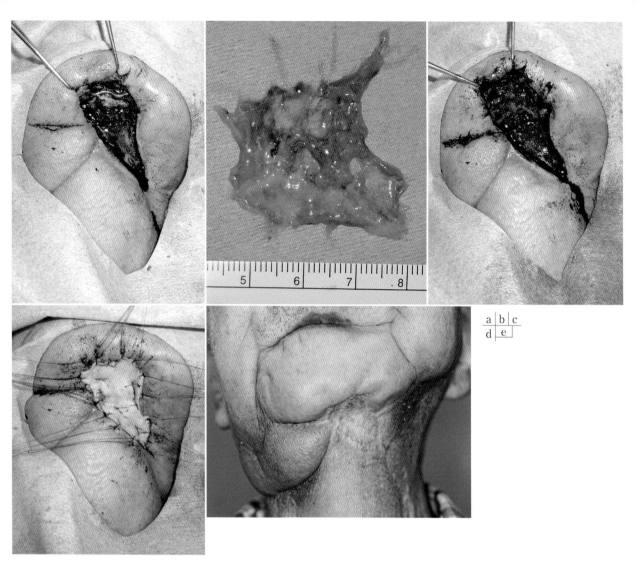

図 5. PAT を用いたプレート閉鎖
74 歳, 男性. 左下歯肉癌に対し下顎区域切除後腓骨皮弁再建を行った.
a:腓骨を固定した再建プレートの露出を認める.
b:鼠径部より採取した PAT
c:周囲組織を剝離し, 剝離した組織間に PAT を敷き込んだ(underlay 法).
d:移植した PAT 上に一期的に植皮を行い tie over 固定した.
e:術後 6 か月. PAT と植皮は全生着した.

## おわりに

　口腔癌再建時に発生しやすい合併症の予防と, 合併症発生時のリカバリー方法について解説した. 口腔癌再建時に起きる合併症は様々な要因が複合して関与し発生することを念頭に置きながら治療にあたる必要がある. 口蓋瘻孔に対しては hinge flap と口蓋粘骨膜弁による閉鎖が有用であり, 再建プレート露出などの難治性潰瘍発生時は感染コントロール後十分に wound bed preparation を行い, 潰瘍を縮小させてから PAT を移植することで低侵襲に上皮化を図ることも可能である.

## 参考文献

1）久野彰子，北　梢：【頭蓋顎顔面外科の感染症対策】周術期口腔機能管理の現状．PEPARS．**133**：9-14，2018．

2）梅田正博ほか：口腔がん術後感染症とその予防．日口腔外会誌．**62**(10)：506-512，2016．

3）大田洋二郎：口腔ケア介入は頭頸部進行癌における再建手術の術後合併症率を減少させる．歯界展望．**106**：766-772，2005．

4）宗内　厳ほか：口蓋悪性腫瘍への放射線治療後に生じた口腔鼻腔瘻に対する口蓋粘骨膜弁による治療経験．日頭蓋顎顔会誌．**18**(2)：183-186，2002．

5）永松将吾ほか：金属プレートによる下顎再建術式の工夫：no touch technique．日マイクロ会誌．**27**：48-55，2014．

6）Fujiki, M., et al.：A "no-touch-technique" in mandibular reconstruction with reconstruction plate and free flap transfer. Microsurgery. **36**(2)：115-120, 2016.

7）Ito, T., et al.：Exposed artificial plate covered with perifascial areolar tissue as a non-vascularized graft. Plast Reconstr Surg Glob Open. **7**：e2109, 2019.

8）Kouraba, S., et al.：Perifascial areolar application for coverage of exposed bone and tendon. ANZ J Surg. **73**：A260, 2003.

9）Koizumi, T., et al.：Perifascial areolar tissue graft as a nonvascularized alternative to flaps. Plast Reconstr Surg. **126**：182e-183e, 2010.

10）Koizumi, T., et al.：The versatile perifascial areolar tissue graft：adaptability to a variety of defects. J Plast Surg Hand Surg. **47**：276-280, 2013.

11）Hayashi, N., et al.：A novel graft material for preventing cerebrospinal fluid leakage in skull base reconstruction：technical note of perifascial areolar tissue. J Neurol Surg. **76**：7-11, 2015.

12）佐藤宗範，松村　一：PAT を用いた wound bed preparation における手術とその周術期管理．形成外科．**62**：966-972，2019．

13）Hayashi, A., et al.：The availability of perifascial areolar tissue graft for deep cutaneous ulcer coverage. J Plast Reconstr Aesthetic Surg. **68**：1743-1749, 2015.

14）Abe, Y., et al.：The perifascial areolar tissue and negative wound therapy for one-stage skin grafting on exposed bone and tendon. J Med Invest. **65**：96-102, 2018.

# ストレスチェック時代の

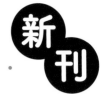

新刊

# 睡眠・生活リズム

## 改善 実践マニュアル

― 睡眠は健康寿命延伸へのパスポート ―

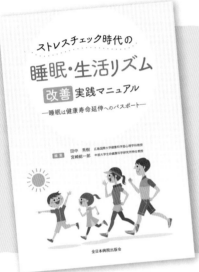

編 集　田中　秀樹　広島国際大学健康科学部心理学科教授
　　　　宮崎総一郎　中部大学生命健康科学研究所特任教授

2020年5月発行　B5判 168頁 定価（本体価格3,300円＋税）

睡眠に問題のある患者さんに、どのように指導・説明し、生活習慣やストレスを改善するのか？
子どもから高齢者まで誰にでも実践できる
睡眠指導のノウハウをこの一冊に凝縮しました！

## CONTENTS

本書巻末に
実際に使用している
資料を掲載！

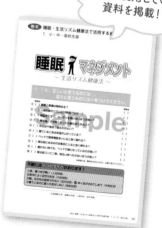

**全日本病院出版会**　〒113-0033 東京都文京区本郷 3-16-4　Tel：03-5689-5989
www.zenniti.com　　　　　　　　　　　　　　　　　Fax：03-5689-8030

PEPARS No.161：27-33, 2020

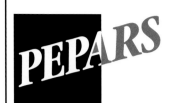

◆特集／再建手術の合併症からのリカバリー
# 下咽頭再建合併症からのリカバリー

櫻庭　実*

Key Words：頭頸部再建(head and neck reconstruction)，下咽頭再建(hypopharyngeal reconstruction)，遊離皮弁(free flap)，合併症(complications)，救済手術(salvage surgery)

**Abstract**　下咽頭喉頭頸部食道全摘術後の再建は，本邦では遊離空腸移植や遊離皮弁による筒状再建が行われる．再建術後の合併症に対するリカバリーの要点は以下の通りである．
　吻合部血栓と移植組織の壊死では，血流障害の早期発見と早期治療が重要で，組織が壊死した場合でも，早期発見により即時の再組織移植が可能となる．術後4週程度を超えて嚥下障害を生じた症例はブジーなどの対応が必要で，逆蠕動を認める症例では再手術が必要となる場合もある．瘻孔形成は可能な限り一期的に再建を行うが，症例によっては外瘻形成で二期的閉鎖を要する．感染が重篤な場合は主要血管の保護が最優先となる．気管孔狭窄は，気管孔の挙上固定とZ形成術で対応が可能である．
　合併症への対応はここに挙げたリカバリー法が全てではなく，症例ごとに臨機応変に対応することが重要である．

## はじめに

　下咽頭頸部食道の進行がんの外科的治療においては，下咽頭喉頭頸部食道全摘術（以下，TPLE）が標準的に行われている．切除後の再建については本邦では遊離空腸移植が第一選択と考えられている[1]．しかし，近年では筒状に形成した遊離皮弁による管状再建の有用性を見直す報告もある[2]．いずれの術式でも合併症としては，血管吻合部血栓，移植組織の壊死，手術部位感染(SSI)，縫合不全や瘻孔形成，吻合部狭窄，嚥下障害，気管孔狭窄などが共通して挙げられる．それぞれの合併症について順を追って解説していく．

## 血管吻合部血栓と組織壊死

　下咽頭再建の特徴は，他の頭頸部再建と異なり移植組織が皮膚の裏面に埋没される burried flap となることである．この場合移植組織の血流を確認する方法としては，下咽頭内腔を内視鏡的に確認する，吻合血管の血流を超音波検査で確認する，持続的静脈圧モニタリングなどの方法が挙げられるが，それぞれ長所・短所があり完璧な方法は存在しない．一方，血流障害により組織壊死が生じた場合，リカバリー方法として最も優れているのは，頸部の術創が感染により汚染される前に，新たな遊離組織移植により置換することである[3]．このためには組織の血流障害を早期に発見することが重要である．しかし，血流障害の捕捉が遅れやすい burried flap では，移植組織の壊死に続発する感染が進行してから発見される場合もあり，リカバリーを困難にする原因となる．この点に関して，我々は遊離空腸移植の場合は空腸の

* Minoru SAKURABA，〒028-3695　岩手県紫波郡矢巾町医大通2丁目1-1　岩手医科大学形成外科，教授

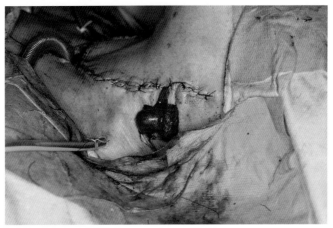

図 1. 遊離空腸移植後に左頸部に体表化した遊離空腸の一部
色調や蠕動を観察して血流モニタリングを行う.

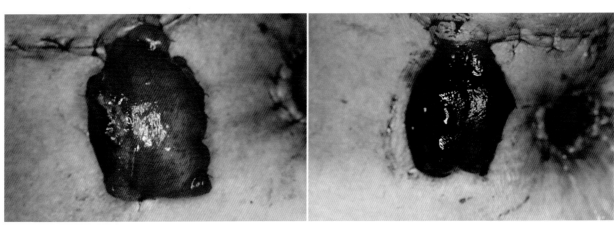

図 2. モニタリング用空腸
術後は正常な色調であったが, 術後 2 病日著明なうっ血を呈し, 静脈血栓が疑われた.

一部をモニタリング腸管として体表面に露出させる方法を行っている(図 1). この方法は血流障害が肉眼的に容易に判別可能であるため(図 2), 少しでも血流障害が疑われたら, 頸部の縫合創を開創して血管吻合部を確認して対応することが可能となる. 吻合部血栓があれば血栓除去と再吻合を試みる. 一方, 移植組織の救済が不可能と判断された場合は, 新たな遊離組織移植による再建術によって組織壊死に対するリカバリーを行っている(図 3).

## 嚥下障害

TPLE 術後には気管と食道が完全に分離されるため, 飲食物の誤嚥による障害を生じることはない. しかし何らかの飲み込みにくさや飲食物の通過障害として嚥下障害を訴える症例はある程度存在する. 我々が行った TPLE 後の遊離空腸再建症例における嚥下障害発生に関する多施設共同前向き研究[4]では, 前向きに登録した 121 例のうち 33.9% の症例において, 有害事象共通用語基準 ver 4.0 で, Grade 2 以上の嚥下障害発生が認めら

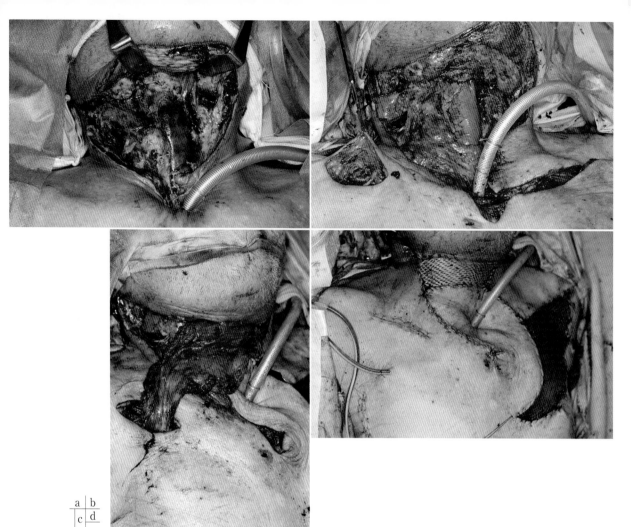

図 3. 組織壊死に対するリカバリー
a：移植空腸の壊死と右頸部の感染を認めるが，頸部全体には広がっていない．
b：再度遊離空腸移植を行った．
c：感染部は右有茎大胸筋弁で被覆
d：気管孔周囲の皮膚欠損は左 DP 皮弁で被覆した．

れた．これらのうち，実際に内視鏡検査にて狭窄を認め，バルーンブジーによる拡張術を必要とした症例は5症例（4.1％）と極めて少ない．拡張回数は1回が3例，2回が1例，17回が1例であった．森ら[5]は放射線照射の既往の有無でブジーの有無と回数を比較し，照射あり症例では50％の症例で平均3.5回のブジーを施行したと報告している．やはり一定の頻度でブジーによるリカバリーは必要と考えられる．ブジーによる拡張のタイミングについて，一定の見解はないと考えられる．筆者の経験では，術後の経口摂取開始直後は若干の違

和感を訴える症例が多い．しかし，通常違和感は1〜2週間で改善し，比較的早期に退院する場合が大部分であることから，経口摂取を開始してから2週間程度を過ぎても嚥下障害を訴える症例では，何らかの対応が必要か精査する必要があると考えている．創傷治癒の観点からは術後4週程度を過ぎれば，手術創の生着が安定すると考えられる．以上の点に鑑み術後1か月を過ぎて嚥下障害が疑われれば，内視鏡的に狭窄の有無を確認して，必要があればブジーを考慮するのがよいと思われる．適応としては，直径10 mm 程度の内視鏡

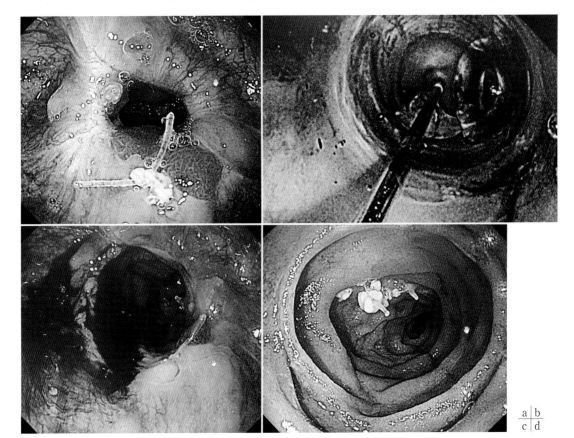

図 4. 吻合部狭窄のリカバリー
a ：頸部食道−空腸吻合部の狭窄を認め，10 mm の内視鏡が通過できない状態
b ：内視鏡的にバルーンブジーで拡張中
c ：拡張直後の状態．軽度出血を認めるが，吻合部よりも深部の空腸が観察可能となっている．
d ：10 mm 内視鏡にて空腸の管腔内を観察した所見．尾側の吻合部に狭窄はない．

が吻合部を通過できない場合ブジーの適応と思われる（図4）．一方，多少の狭窄があってもスムーズに嚥下できていればブジーを行わないという選択肢もあるが，症例ごとに判断が必要と考えられる．

そのほか Imai ら[6]は重度痙性蠕動によって生じた遅発性嚥下障害を報告している．逆蠕動や過剰蠕動による嚥下障害に対しては，この報告のように大きな嚥下改善手術による介入が必要な可能性がある．

## 瘻孔形成

咽頭皮膚瘻は一旦生じると，治癒せしめるのに多大な労力を必要とする場合もあるため，移植組織の壊死に次いで回避したい合併症である．瘻孔の部位や大きさ，放射線治療の既往の有無，感染の有無などによって症例ごとに対応は異なる．放

射線治療の既往のないごく軽微な瘻孔や，臨床的には明らかではないが嚥下造影検査でのみ確認できる縫合不全は，通常経過観察のみで治癒することが多い．一方，保存的治療に抵抗性の瘻孔については，追加の処置が必要となる．合併症の治療は一筋縄ではいかない場合が多いので，症例ごとの判断が重要でなるが，筆者の瘻孔治療の第一選択は，瘻孔周囲粘膜を hinge flap として内腔側を縫合閉鎖しその上を有茎大胸筋弁で被覆，表面の皮膚は直接縫合または筋弁の上に植皮術を行う術式である．瘻孔が大きく内腔を hinge flap で閉鎖できない場合は，有茎大胸筋皮弁の皮島を内腔側にパッチ状に縫着し，翻転した大胸筋の直上に植皮術を行う方法を好んで用いている（図5）．原則として瘻孔を外瘻化して二期的に閉鎖する古典的な方法は行っていない（図6）．第一選択の術式で

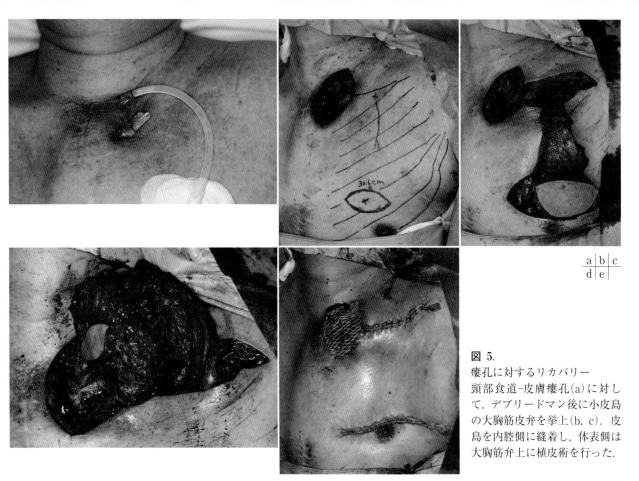

<table>
<tr><td>a</td><td>b</td><td>c</td></tr>
<tr><td>d</td><td colspan="2">e</td></tr>
</table>

図 5.
瘻孔に対するリカバリー
頸部食道-皮膚瘻孔(a)に対して, デブリードマン後に小皮島の大胸筋皮弁を挙上(b, c). 皮島を内腔側に縫着し, 体表側は大胸筋弁上に植皮術を行った.

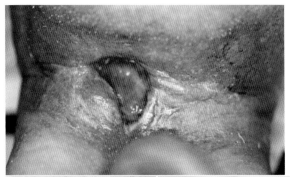

図 6.
外瘻形成による古典的なリカバリー
下咽頭皮膚瘻形成を認める(a). デブリードマン後に DP 皮弁の中央に切開を加え外瘻形成を行っている(b). 3 週間後外瘻部分を hinge flap として内腔側を縫合閉鎖 (c). 体表側は一期縫縮して瘻孔を閉鎖した.

<table>
<tr><td colspan="3">a</td></tr>
<tr><td>b</td><td>c</td><td>d</td></tr>
</table>

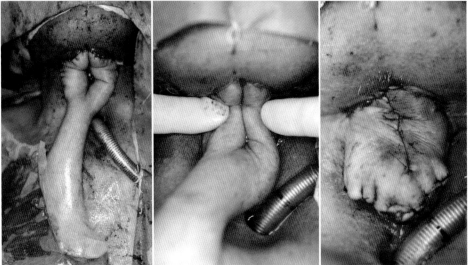

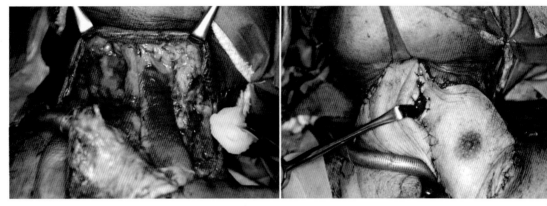

図 7. 感染に対するリカバリー　　　　　　　　　　　　　　　　　　　a｜b
高度な感染を伴う場合(a)は瘻孔の修復よりも主要血管の保護が優先される. 本症例では
大胸筋皮弁で両側の頸動脈を被覆し, 外瘻形成を行った.

治癒が得られなかった場合はやむを得ず外瘻化により二次治癒を図ることもある.

## 感　染

　動脈や内頸静脈の露出を伴う重度の感染の場合, 頸動脈破裂など重篤な合併症を生じ, 患者を死の危険にさらすことになるため, 早急な対応が必要である. また尾側の空腸-食道縫合部の縫合不全では縦郭炎のリスクも生じることとなる. このような症例では瘻孔形成を伴うことがほとんどであるが, 瘻孔の治療よりも頸動脈破裂や縦郭炎の回避に主眼を置く必要があり, 瘻孔については一時的に外瘻化するなど二期的な対応を行うことになる(図7). 緊急手術が必要と判断する要素としては, 主要血管の壁が外界に露出あるいは唾液に直接曝露されている, 血管壁が黄色ないしは茶褐色に変色している, 予兆となる出血が認められるなどが挙げられる. 気管孔に沿って縦郭方向に膿瘍の所見があれば縦郭炎のリスクが高い. これらの症状があれば, 可及的速やかに手術を行い, 壊死組織や感染性肉芽の除去および血流のよい大胸筋(皮)弁などで主要血管を被覆し, 生命のリスクを回避する必要がある. DP皮弁は感染創の被覆には不向きである.

　縦郭深部で行われた空腸-食道吻合で縫合不全の修復が不可能と判断した場合は, 外科医の協力のもと食道抜去を行い胃管で胸部食道を再建する, あるいは外瘻形成で二期的な修復が必要となることもある. このような大合併症を生じた場合は, 手術が複数回必要となることも稀ではないので, 2回目3回目の手術での皮弁選択も考慮したうえで治療にあたることが肝要である.

## 気管孔狭窄

　気管孔狭窄は腫瘍の浸潤等により, 気管の切除が深部にまで及んだ際に, 皮膚と縫合した気管が深部に引き込まれて生じやすい. また, 気管の血流不全により気管輪の壊死を生じ気管孔の治癒に時間がかかった場合, 気管孔周囲の瘢痕拘縮により気管孔狭窄を生じる. この傾向は気管孔周囲に感染を生じた場合に強いと考えられる. 我々は気管と皮膚の縫合時に緊張がかかり, 気管が相対的に短いと判断された場合は, 3-0ナイロン2針を用いて気管壁を鎖骨頭に持ち上げるように固定し, 気管が引き込まれることを防止するようにしている.

　実際に狭窄を生じてしまった場合の手術適応としては, 気管深部の直径に対して明らかに気管孔の径が狭く, 患者が労作時に呼吸苦を訴える場合に手術適応としている. 術式としては気管孔周囲に円周状に切開を加え, 気管を深部に向かって剝離し気管にゆとりを持たせる. 次いで気管孔を体表側に牽引しつつ, 引き込み予防の術式同様に気管壁を鎖骨頭に固定, さらに気管断端にZ形成を

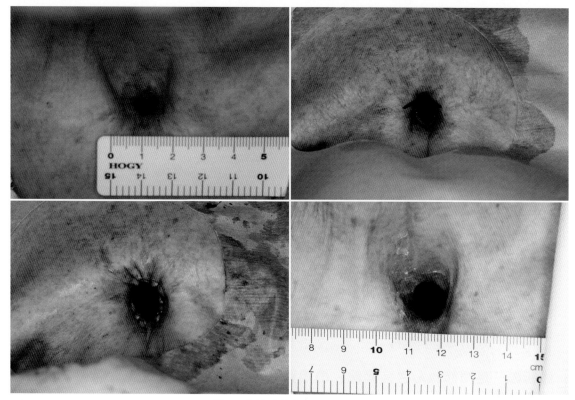

図 8. 気管孔狭窄のリカバリー
a：術前. 気管孔の直径は約 6 mm で呼吸時の喘鳴を訴えていた.
b：術中. 円周状切開と Z 形成のデザイン
c：術直後
d：術後 6 か月. 気管孔は直径約 10 mm に拡大した.

1～2 か所行い気管孔開大を図る（図8），というリカバリーを行っている.

## まとめ

以上，下咽頭頸部食道再建後の合併症からのリカバリーについて要点を報告した. 合併症は生じさせないことが最も重要であり，予防が第一である. 生じた合併症は症例ごとの差異が大きいため，個別によく検討して対応に当たる必要がある.

### 参考文献

1）櫻庭　実ほか：切徐と再建 QOL 向上を目指した Seamless collaboration 遊離空腸移植における切徐と再建の連携　再建の立場から. 頭頸部癌. **34**：245-248，2008.
2）Yu, P., et al.：Comparison of clinical and functional outcomes and hospital costs following pharyngoesophageal reconstruction with the anterolateral thigh flap versus the jejunal flap. Plast Reconstr Surg. **117**：968-974, 2006.
3）Onoda, S., et al.：The best salvage operation method after total necrosis of a free jejunal graft? Transfer of a second free jejunal graft. J Plast Reconstr Aesthet Surg. **64**：1030-1034, 2011.
4）Tachibana, S., et al.：Efficacy of tensed and straight free jejunum transfer for the reduction of postoperative dysphagia. Plast Reconstr Surg Glob Open. **28**：e1599, 2017.
5）森　一功ほか：頭頸部における遊離空腸による再建の手術成績の検討，成功率と嚥下機能への影響因子について. 日気食会報. **48**：227-233, 1997.
6）Imai, T., et al.：Late onset dysphagia caused by severe spastic peristalsis of a free jejunal graft in a case of pypopharyngeal cancer. Auris Nasusu Larynx. **43**：693-697, 2016.

# 日常診療で役立つ「足関節ねんざ症候群」の解説書！

# 足関節ねんざ症候群

## —足くびのねんざを正しく理解する書—

編集　**高尾昌人**（重城病院 CARIFAS 足の外科センター所長）

2020 年 2 月発行　B5 判　208 頁　定価（本体価格 5,500 円＋税）

**最新の「足関節ねんざ症候群」の知識をわかりやすく整理し、実地医療に重点を置いてまとめた一書！**
**知識のアップデートに役立つ本書をぜひお手に取りください！**

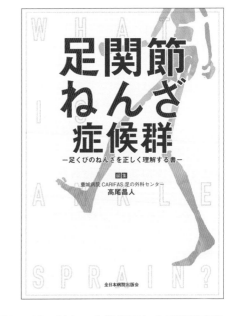

## 主な目次

 全日本病院出版会　〒113-0033 東京都文京区本郷 3-16-4　Tel：03-5689-5989
www.zenniti.com　Fax：03-5689-8030

PEPARS No.161：35-44, 2020

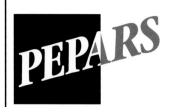

# 食道癌術後の種々の難治性合併症に対する治療

外薗　優*1　梅澤裕己*2　小川　令*3

Key Words：食道再建（esophageal reconstruction），ペンローズドレーン併用陰圧閉鎖療法（tube-drainage technique of negative pressure wound therapy），食道皮膚瘻（esophago-cutaneous fistula），空腸壊死（jejunal necrosis），気管壊死（tracheal necrosis）

**Abstract**　【目的】食道癌の術後合併症は一般に難治性であり，時に致死的となることもあり得る．今回我々は食道再建後に生じた種々の難治性合併症における再建症例を文献的考察も加え報告する．
【方法】当院において食道癌術後に難治性合併症を生じた症例を振り返る．特に Clavien-Dindo 分類Ⅲ以上の合併症に施行した再建方法およびそのアウトカムを後ろ向きに検討した．
【症例】食道皮膚瘻１例，空腸壊死２例，縦隔感染１例，気管壊死１例，食道屈曲１例を報告する．空腸壊死と縦隔感染の症例は重複しており，術後 35 日目で死亡するという転帰をたどった．その他の症例は良好な経過となっている．
【考察】種々の合併症に対する再建法を紹介した．食道再建において何よりも大切なことは再手術が必要とならないよう１回の再建手術で治療が完結することである．

## はじめに

　食道癌の手術は再建を伴うケースが多く，消化器外科領域においても高侵襲手術として位置づけられているが，患者の術前合併症も多彩であるため，周術期合併症の発生頻度が高い．食道癌切除に伴う上部消化管再建の手法では，胃管挙上によるもの，遊離空腸やその他遊離自家組織移植，あるいは両者の組み合わせによるもの，血管吻合併用の有茎結腸移植によるものが一般的であり，当院でも，これら４手法のうちいずれかを行っている．これらの再建方法の確立および再建外科医の介入により術後合併症は従来より減少傾向にある．しかし食道癌患者は低栄養状態の遷延や基礎疾患の存在などにより，しばしば難治性の術後合併症をきたし，治療に難渋する．Clavien-Dindo 分類（以下，CD 分類）Ⅲ以上の術後合併症で高頻度に見られるのが食道皮膚瘻であり，重篤な合併症としては空腸壊死や，そこから進行して生じる縦隔感染，気管血流不全による気管壊死などがある．また，食道屈曲のため生じた通過障害は追加の外科的加療が必要となることもある．本稿では当院におけるこれらの合併症に対する対処法やリカバリーに踏み切るタイミング等について述べる．

## ハイリスクと考えるべき患者像

　CD 分類Ⅲ以上の合併症の発症には年齢や術後の化学療法（以下，CRT）歴，糖尿病や肝機能といった基礎疾患の有無が影響していることが多く，このような患者に食道再建を行う際には種々の合併症が生じる可能性を念頭に置く．CRT 歴のある患者や糖尿病の基礎疾患があった場合に創傷治癒遅延をきたしやすく，加えて Child B 以上の中等度以上の肝機能障害や低栄養状態（血清アルブミン値が 2.0 未満など）だとさらに創傷治癒は

*1 Yu HOKAZONO，〒113-0022　東京都文京区千駄木 1-1-5　日本医科大学付属病院形成外科・再建外科・美容外科
*2 Hiroki UMEZAWA，同，准教授
*3 Rei OGAWA，同，教授

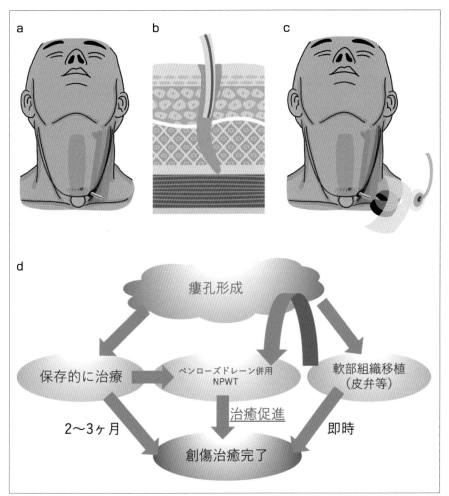

図 1.
- a，b：デブリードマン後，最深部手前までペンローズドレーンを留置
- c：ペンローズドレーンの上からさらに NPWT を重ねたもの．通常の incisional NPWT の効果に加え，浸出液コントロールおよびドレーンによって深部に陰圧がかかり内腔を狭小化に優れる．
- d：当院における瘻孔への治療カスケード．最も低侵襲な保存的加療（創閉鎖まで 2,3 か月を要する）と皮弁等の軟部組織移植を伴うもの（即時の創閉鎖）の間にペンローズドレーン併用 NPWT は位置する．

阻害される．腸管吻合部の生着が阻害された場合は縫合不全となり，経口栄養を開始するタイミングを見誤ればリークした残渣のため大血管周囲に感染が生じ，大出血とともに致死的となる．皮膚側に感染が波及した場合も難治性の瘻孔を呈して治療に難渋することとなる．

血管吻合に用いる移植床血管も，これら術前合併症の存在や CRT 歴のため条件が悪いことが多く，そのような状態の血管を用いて血管吻合を行った場合は，吻合部トラブルの発生時を見逃さないよう，通常にも増したより慎重な観察が必要となる．

### 食道皮膚瘻

瘻孔全体のデブリードマンに加え，主要血管系との間に血流のよい組織を挟むという考えが重要であり，有茎大胸筋皮弁移植や遊離空腸の再移植

等を要する場合もある．当院では過去 4 年間で 8 例の食道皮膚瘻を経験しており，上記の手法により 5 例は根治に至った．しかし 3 例で局所的に再燃したため，さらなるリカバリー手術が必要となった．これら 3 例中 1 例は追加の局所皮弁で瘻孔閉鎖できたが，残り 2 例は皮膚の状態が悪く，局所皮弁が困難であった．そこで創内へペンローズドレーンを留置した上で NPWT を併用し，いずれも創閉鎖できた（図 1-a, b）．共著者の梅澤らによれば，本法により，通常の incisional NPWT の効果に加え，内腔深部からのドレナージを得ることが可能となる．さらに狭い内腔に陰圧がかかることで適切な肉芽増生が起こり，創傷治癒が促進され，通常は 2 週間前後で 2 次治癒が得られる．これらを踏まえ，当院においては下記カスケードに則り食道皮膚瘻の治療を行っている（図 1-d）．

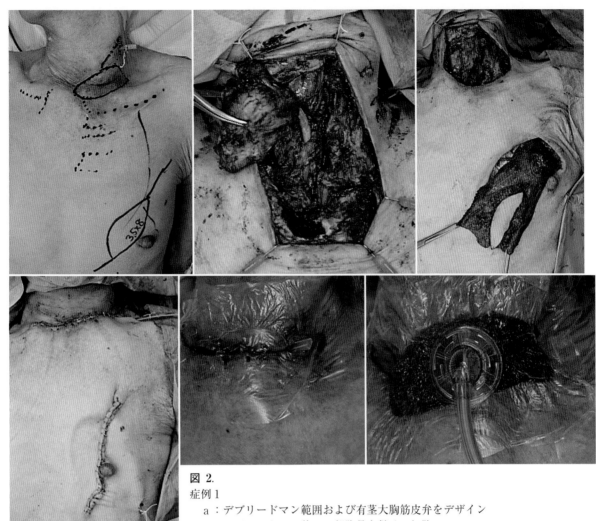

図 2.
症例 1
　　a：デブリードマン範囲および有茎大胸筋皮弁をデザイン
　　b：デブリードマン後．一部胸骨も併せて切除
　　c：皮弁挙上後
　　d：閉創時
　　e，f：ペンローズドレーン併用 NPWT 装着後

| a | b | c |
|---|---|---|
| d | e | f |

**症例 1**：72 歳，女性（図 2）

　頸部食道癌，基礎疾患として限局性強皮症と放射線治療歴があった．再発に対して食道バイパス術を施行した．術後に縫合不全を認め，食道皮膚瘻に至った．デブリードマンし，有茎大胸筋皮弁で再建を行うも，わずかなリークを認めたため，創部よりペンローズドレーンを挿入し，NPWT を施行した．その結果，追加での再建手術は不要であり，保存的に治癒した．

## 空腸壊死

　食道癌術後再建に限らず下咽頭癌術後再建の際にも起こり得る．遊離空腸を用いた再建のうち最も初期より懸念すべき合併症である．これにより，後述する縦隔感染にまで波及し致死的となることがあるため，いかに早く発見に至るかが重要である．当院では過去 4 年間で 4 例の空腸壊死を経験しており，うち 3 例は再度の遊離空腸移植で，1 例は有茎結腸移植で再再建となった．言うまでもなく早期発見・早期再手術が原則であり，経過観察して移植空腸の状態が改善することは，期待できない．

　通常，空腸を移植する場合は空腸を一部体表化しモニターとして可視化させるが，モニターの様子で動脈不全か静脈不全かを判断できる．モニターを物理的に刺激して蠕動させる方法や，ドッ

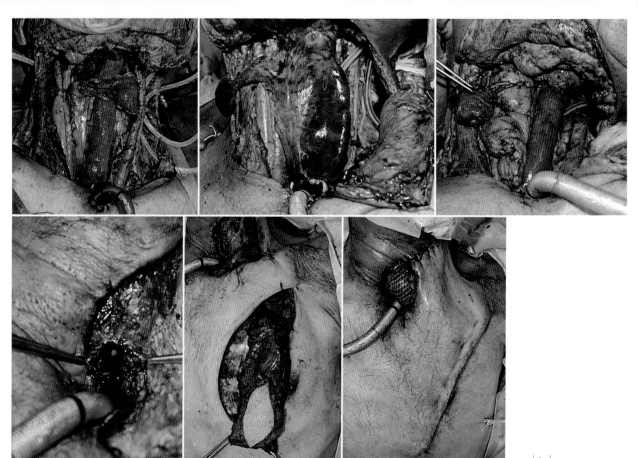

図 3. 症例 2
a：再建直後
b：術後 1 日で空腸壊死
c：再度遊離空腸移植
d：術後 40 日で食道皮膚瘻孔の残存あり
e：左有茎大胸筋皮弁挙上
f：閉創

プラー血流計をモニターに当てて評価する方法等，評価方法は様々あるが，動脈不全でも静脈不全でも，共通して蠕動運動が著明に低下する点は肉眼的にわかりやすい．動脈不全の場合は色調の変化はさほどないが，静脈不全の場合は色調が暗赤色となり怒張するため判断がつきやすい．空腸は他皮弁と比較して吻合部のトラブルに弱く，異常を認識したら 1 分 1 秒を争って開創し，直ちに再手術を行う．

より詳細な評価については本誌の下咽頭癌術後再建の稿を参考にされたい．

**症例 2**：58 歳，男性（図 3）

頸部食道癌，基礎疾患として糖尿病あり．主疾患に対して喉頭温存食道全摘術および頸部郭清，胃管挙上および遊離空腸移植による再建を施行した．

**症例 3**：69 歳，男性（図 4）

頸部食道癌，基礎疾患はアルコール性肝硬変（Child B 肝機能障害あり）と S 上結腸癌術後の肝転移切除後であった．主疾患に対して喉頭温存食道全摘術および頸部郭清，胃管挙上および遊離空腸移植による再建を施行した．術後 5 日目で頸部創より膿排出を認めたため緊急再手術となった．開創して確認したところ大胸筋まで続く膿瘍形成

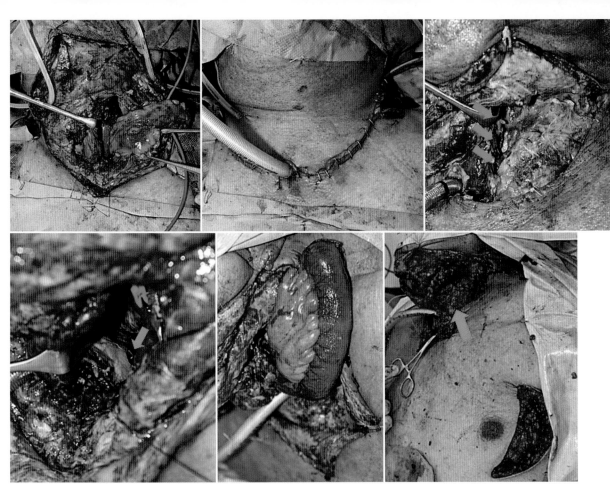

図 4. 症例 3

a：初回空腸移植後
b：閉創後. すでにモニター空腸はやや色調不良
c：術後 5 日目の開創時. 空腸は完全壊死となっている（矢印）.
d：気管膜様部の壊死を認める. φ5 mm 大の瘻孔形成（矢印）
e：再度空腸移植（咽頭側のみ腸管吻合後，血管吻合終了時）
f：空腸吻合後，有茎大胸筋皮弁（矢印）を挙上し気管膜様部への充填

を認め，移植された空腸は吻合部を中心に壊死が進行していたため，再度遊離空腸を採取して再移植した. さらに感染を契機としたものと思われる気管膜様部の部分壊死も認めたため大胸筋弁を充填した.

**縦隔感染**

食道再建における最も致死的な合併症と位置づけられる.

通常は先行する術後合併症があり，そこから状況が暗転して縦隔感染に至る. 多くは腸管の縫合不全や壊死が先行しており，吻合部周囲の感染が縦隔まで波及することで縦隔感染に至る. 縦隔感染をきたすと難治であるだけでなく，敗血症に至る場合や，大血管に感染が波及して致死的となる場合がある.

保存的加療はまず不可能であり，壊死をきたした腸管や皮弁をデブリードマンし 2 次皮弁を移植する. さらに感染が波及した範囲を広範囲に洗浄・デブリードマンし，大血管系と感染範囲を遮断すべく血流のよい組織（筋弁や腸間膜等）を挟み込んで移植する等，極めて高侵襲な再建が必要となる. 再手術を繰り返すほど条件は厳しくなり，患者の全身状態が不良であることも加わって，本

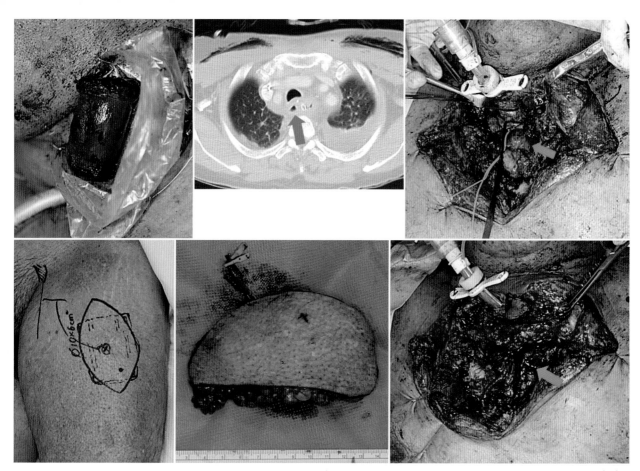

**図 5.** 症例 4

a：モニター空腸の色調不良
b：縦隔の free air（矢印）
c：移植空腸の壊死（矢印）
d，e：左大腿より ALT 皮弁を採取
f：ALT 皮弁（矢印）を筒状にロールして移植後

| a | b | c |
|---|---|---|
| d | e | f |

症を合併した場合は極めて厳しい生命予後が予想される．

**症例4**：69歳，男性（図5）

空腸壊死の項目で取り上げた症例3と同一の症例である．空腸壊死をきたしたため再度遊離空腸を採取して再移植した．初回手術より14日目で図5-bのように縦隔気腫を認め，腸管縫合不全および気管瘻再燃による縦隔感染と判断し再再手術を施行した．その際，移植空腸を除去し遊離皮弁（前外側大腿皮弁）を移植し再建した．外側広筋もある程度併せて挙上し，尾側の皮弁吻合部および気管膜様部背側に筋弁を差し込むように移植した．しかし初回手術後18日目（再再手術後4日目）には移植した皮弁についても感染をきたして壊死し，初

回術後35日目で敗血症ショックのため死亡した．

**気管壊死**

気管傍リンパ節郭清に伴い気管血流が不良となっていることがしばしばある．気管輪断面の血流を見て出血がほぼない状態であれば，血流があるレベルまで少しずつ気管輪を切り足す方が安全である．また気管切断のレベルが尾側であるほど通常の気管孔作成の手技を用いてしまえば気管が頭側に強く牽引されることとなり，血流不良をきたす恐れがある．これに縫合による牽引力が加わることで縫合部が外れてしまう可能性があるため，DP皮弁や大胸筋皮弁を併せて挙上し，気管が極力牽引されない位置に縦隔気管孔を作成する

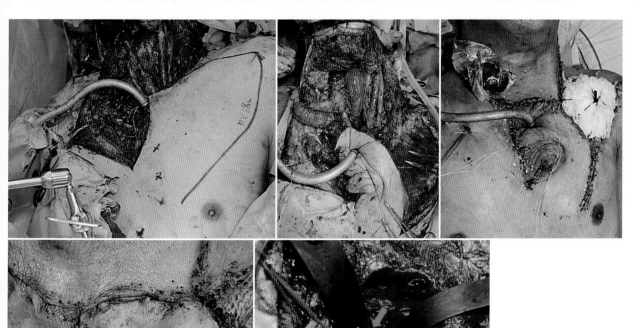

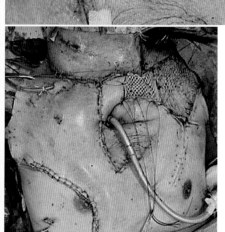

a | b | c
d | e
f

図 6.
症例 5
　a：咽頭喉頭食道全摘術後
　b：DP 皮弁を併用した縦隔気管孔作成後
　c：初回手術終了後(右頸部よりモニター空腸を体表化)
　d：目視で黄白色に壊死した気管粘膜を認める．
　e：壊死部をデブリードマン後
　f：大胸筋皮弁で気管孔右側〜頭側を，DP 皮弁で気管孔左側〜尾側を気
　　管輪断面と縫合し，気管分岐部より 2 cm の位置で再作成した．気管膜
　　様部背側と腕頭動脈の間には大胸筋弁を充填している．

必要がある．縦隔気管孔を作成した場合，そこか
ら気管壊死や感染をきたした場合は裏に位置する
腕頭動脈まで破綻し大出血で一気に致死的となる
リスクを伴うため，大血管との間に筋弁や軟部組
織等の血流のよい組織を差し込んで固定しておく
方が安全である．またピットフォールとして注意
しなければならないのが挿管チューブのカフ圧で
ある．高すぎるカフ圧は気管血流不全の原因とな
るため，挿管チューブは皮膚にしっかり固定して
カフ圧は誤嚥しない最低限の圧力で設定し留置す

る必要がある．長期に及ぶ挿管チューブの留置も
気管壊死の原因となる．気管壊死をきたした場合
は先述の縦隔炎や大血管破綻のリスクを伴う上，
リカバリーの際はさらに気管が短くなっているた
め気管孔作成は困難を極める．
　**症例 5**：69 歳，男性(図 6)
　下咽頭癌・頸部食道癌合併．主疾患に対して咽頭
喉頭食道全摘術，遊離空腸移植による食道再建お
よび DP 皮弁併用の縦隔気管孔作成術を施行した．
　術後 1 日目で腹部合併症(non-occlusive mesen-

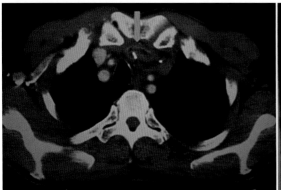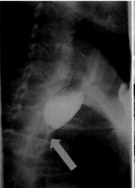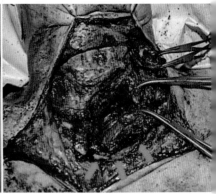

**図 7**. 症例 6　　　　　　　　　　　　　　　　　　　　　　　　a│b│c

　　a：胸部 CT．挙上された胃管が圧迫により扁平化している（矢印）．
　　b：嚥下造影．屈曲部より頭側に造影剤が貯留，通過不良が見て取れる（矢印）．
　　c：胸骨柄の一部および左胸鎖関節切除後（矢印）．胃管の圧迫は解除されている．

teric infarction）のため術後 3 日目まで挿管管理維
持となり，術後 8 日目で気管粘膜の色調悪化を認
め，気管壊死が顕在化したが保存的に経過を見て
いた．しかしその後も改善なく，肺炎および縦隔
炎の症状を呈してきたため術後 18 日目で気管壊
死部のデブリードマンおよび有茎大胸筋弁充填に
よる再手術を施行した．初回手術後 26 日目（再手
術後 8 日目）で経口摂取を開始するも，以降食上げ
が難航する経過となったが気管壊死や縦隔炎の再
燃はなく，初回手術後 91 日目で退院となった．

### 空腸屈曲

　胃管の挙上されてくる経路には前縦隔経路およ
び後縦隔経路があるが，いずれであっても胃管と
遊離空腸を吻合する際には通常の解剖学的な配置
とは異なっており，気管孔より腹側に胃管および
空腸が位置する．この配置であっても通常はほぼ
問題がないが，稀に屈曲による通過障害や部分壊
死を呈することがある．
　当院では胸骨あるいは鎖骨を一部含んだ胸鎖関
節を局所的に除去して圧迫を解除することで対処
している．
　**症例 6**：60 歳，男性（図 7）
　頸部食道癌．食道バイパス術を施行された．再
建後の嚥下造影で通過不良を認め，胸部 CT の画
像とあわせて胸骨に挟まれる形で再建食道が屈曲
していた．

　前頸部より開創し確認すると胸骨で圧迫されて
折れ曲がる形となっており，左の胸鎖関節の一部
および胸骨柄を 2 cm ほど部分切除し圧迫を解除
した．術後の食物通過は良好である．

### 考　察

　食道の再建は下咽頭より頭側の頭頸部再建と比
較してより深部かつ主要な大血管系の近くで行わ
れる．頭頸部再建では保存的に治療できる軽微な
合併症であっても重篤な合併症へとつながる恐れ
があり，一層細心の注意を払う必要がある．頭頸
部癌や食道癌は発症のベースにアルコール多飲や
喫煙歴があることが多く，血管吻合に用いる移植
床血管に注意を払う．さらに CRT 歴がある場合
は血管内腔まで障害されていることも多く，血管
自体の耐久性に問題があることがある．上甲状腺
動脈を第一候補とした外頸動脈の分枝や頸横動脈
が候補となることが多いが，低位のレベルで食道
が切断されている場合は胸骨や鎖骨，肋軟骨を部
分切除して内胸動脈を確保する場合もある．顕微
鏡下に血管の断面を観察した際，内膜が乖離を起
こしているものはハイリスクとして，より状態の
よい箇所まで血管を切り足すか，内膜を中膜・外
膜へ押し付けるようにして切り足す等の工夫が必
要となる．また中には針を通しただけで血管が裂
けてしまうようなものもあり，その際は針の刺入
刺出や結紮をより愛護的に行う，あるいは両端針

付き縫合糸を用いることで血管の破綻を回避するべく努める．当院では静脈吻合の際，皮弁阻血時間の短縮目的に血管自動縫合器を用いた吻合を端々吻合・端側吻合いずれの場合においても頻用しているが，脆弱性のある静脈に関しては，あえて血管自動縫合器を用いずに縫合糸を用いた愛護的な縫合をお勧めしたい．脆弱な静脈は伸展性にも乏しいことが多く，血管自動縫合器を用いたことで静脈壁が裂けてしまい，状況が悪化して結果的に吻合に難渋する場面を経験しているからである．このように，血管吻合手技に関して通常以上に何らかの工夫や努力を要する血管に遭遇した場合は吻合部トラブルのリスクが高いものとして空腸や皮弁の観察をより慎重に行うとともに，再手術にならないで済むよう最善の再建方法を選択する必要がある．このような状態で再手術を行った場合は，さらに劣悪な状態で再建を行うこととなり，最終的に成功させる可能性が格段に低くなってしまうからである．

　患者の全身状態や予備能の問題で高侵襲な手術が難しい場合は保存的治療を行うことになるが，瘻孔に対して有用と考えているのがペンローズドレーン併用NPWTである．最小限のデブリードマンを行った上でraw surfaceをどの程度残すのかという差はあるものの，一部縫合して内腔を狭めた状態でペンローズドレーンを留置しNPWTを装着するという手技の簡便さや低侵襲さは特筆すべきものがある．在院日数の短縮やさらなる術後合併症を未然に防ぐことにもつなげることができる．

　先述の種々の合併症は一度起きてしまえばさらなる合併症の連鎖を起こす．何よりも大切なことは再手術が必要とならないよう1回の再建手術で治療が完結することである．

**参考文献**

1) 梅澤裕己：下咽頭・食道悪性腫瘍切除後の再建手術と機能．日医大会誌．**14**(4)：146-151，2010.

2) Umezawa, H., et al.：A novel tube-drainage technique of negative pressure wound therapy for fistulae after reconstructive surgery. Plast Reconstr Surg Glob Open. **6**(8)：e1885, 2018.
  Summary　再建手術の合併症として生じた瘻孔に対するペンローズドレーン併用NPWTによる治療法．

3) 村上雅彦，大塚耕司：食道再建術の基本手技；胃管再建．胸部外科．**72**(10)：869-873，2019.

4) Teixeira, S., et al.：Management of pharyngocutaneous fistula with negative-pressure wound therapy. J Craniofac Surg. **28**：e364-e367, 2017.
  Summary　咽頭皮膚瘻に対するNPWTの有用性の研究．

5) Wu, C. C., et al.：Free tissue transfers in head and neck reconstruction：complications, outcomes and strategies for management of flap failure：analysis of 2019 flaps in single institute. Microsurgery. **34**：339-344, 2014.
  Summary　遊離自家組織移植を用いた頭頸部再建における各合併症に関する研究．

6) Ross, G., et al.：Second free flap in head and neck reconstruction. J Plast Reconstr Aesthet Surg. **65**(9)：1165-1168, 2012.
  Summary　頭頸部再建において2次皮弁が必要となった場合(再発，合併症)の転帰や成功率，合併症に関する研究．

7) Alam, D. S., Khariwala, S. S：Technical considerations in patients requiring a second microvascular free flap in the head and neck. Arch Otolaryngol Head Neck Surg. **135**(3)：268-273, 2009.
  Summary　頭頸部再建における2次再建の難しさの評価および成功に導くことのできる再建方法の研究．

8) Umezawa, H., et al.：A comparison of microsurgical venous anastomosis techniques. J Nippon Med Sch. **82**(1)：14-20, 2015.
  Summary　静脈吻合における自動血管縫合器を用いた手法に関する研究．

9) Umezawa, H., et al.：Usefulness of the Clavien-Dindo classification in understanding the limitations and indications of larynx-preserving esophageal reconstruction. Plast Reconstr Surg Global Open. **4**(11)：1113, 2016.

Summary　頸部食道癌の切除後に行った再建手術で生じた合併症を Clavien-Dindo 分類を用いて評価した研究.

10) Ghali, S., et al.：Microsurgical reconstruction of combined tracheal and total esophageal defects. J Thoracic Cardiovasc Surg. **150**(5)：1261-1266, 2015.
Summary　気管と食道を同時に再建した5症例の検討（縦隔気管孔を作成後，気管壊死を生じ感染症のため死亡した症例報告あり）.

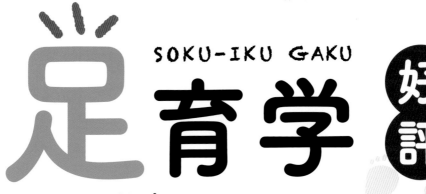

SOKU-IKU GAKU

# 足育学

好評

外来でみる
フットケア・フットヘルスウェア

編集：高山かおる　埼玉県済生会川口総合病院 主任部長
一般社団法人足育研究会 代表理事

2019年2月発行　B5判　274頁　定価(本体価格 7,000円＋税)

## 治療から運動による予防まで
## あらゆる角度から「足」を学べる足診療の決定版！

解剖や病理、検査、治療だけでなく、日々のケアや爪の手入れ、
運動、靴の選択など知っておきたいすべての足の知識が網羅されています。
皮膚科、整形外科、血管外科・リンパ外科・再建外科などの医師や看護師、
理学療法士、血管診療技師、さらには健康運動指導士や靴店マイスターなど、
多職種な豪華執筆陣が丁寧に解説！
初学者から専門医師まで、とことん「足」を学べる一冊です。

## CONTENTS

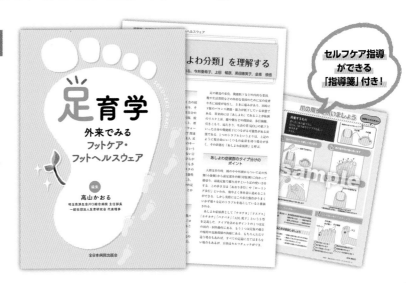

セルフケア指導
ができる
「指導箋」付き！

全日本病院出版会　〒113-0033 東京都文京区本郷 3-16-4　Tel:03-5689-5989
www.zenniti.com　Fax:03-5689-8030

PEPARS No.161：46-53, 2020

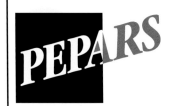

◆特集／再建手術の合併症からのリカバリー

# 人工物による乳房再建：よくある合併症から稀な合併症の予防と対策

倉元有木子[*1]　棚倉健太[*2]

Key Words：乳房再建（breast reconstruction），ティッシュエキスパンダー（tissue expander；TE），シリコンブレストインプラント（silicone breast implant；SBI），合併症（complication），対策（trouble shooting）

**Abstract**　人工物を用いた乳房再建は簡便で身体の他の部位に傷がつかないというメリットがあり，希望する患者は多い．しかし，人工物であるが故に合併症が起こった際には reconstruction failure となる場合もある．近年，ブレストインプラント関連未分化大細胞型リンパ腫（BIA-ALCL）が話題になっているが，他の合併症が起こる頻度の方が高い．日本乳房オンコプラスティックサージャリー学会の年次報告に記載された合併症をみるとティッシュエキスパンダー（TE）については総合併症率が徐々に上がっている．実施施設が増えるにあたり，合併症について知識の共有が必要である．創縁壊死は比較的頻度の高い合併症だが，感染に移行する可能性があり決して軽視してよいものではない．今回よくある合併症から稀な合併症について予防と対策を説明する．

## はじめに

　2012 年 9 月に Allergan 社のティッシュエキスパンダー（tissue expander；TE）が薬事承認され，2013 年 7 月にシリコンブレストインプラント（silicone breast implant；SBI）が保険適用になった．2019 年 7 月 24 日に Allergan 社のテクスチャードタイプについてはインプラント関連未分化大細胞型リンパ腫の発症が多いため全世界的にリコールとなり使用ができなくなったが，簡便でほかの部位に傷がつかない人工物による乳房再建を希望する患者は多い．そのため，乳房再建に携わる医師は人工物による乳房再建の合併症について知って

おく必要がある．

　当院はハイボリュームセンターであり，多くの症例の蓄積と経験がある．2018 年の乳腺センター診療実績は乳房温存手術が 379 件，乳房切除術が 804 件で，形成外科診療実績は TE 挿入術 275 件，SBI 挿入術 219 件であった．2018 年における日本乳房オンコプラスティックサージャリー学会（以下，JOPBS）に掲載されている合併症の年次報告との比較を提示する（表1）．TE において創縁壊死や seroma は多いが，感染率は低くなっている．TE 抜去・入替は感染によるもの 3 件，露出 1 件，皮弁壊死 1 件，患者希望で抜去 8 件であった．SBI において感染率はほぼ同率である．当施設では SBI 挿入術時に簡便にサーフロドレーンを用いることが多いため，seroma は多くなっている．

　今回はよくある合併症から稀な合併症まで予防と対策について説明する．

---
[*1] Yukiko KURAMOTO，〒135-8550　東京都江東区有明 3-8-31　がん研有明病院形成外科，副医長
[*2] Kenta TANAKURA，〒101-8643　東京都千代田区神田和泉町 1 番地　三井記念病院形成外科，科長

表 1　TE および SBI 合併症の JOPBS とがん研の年次比較(2018 年)

| TE 合併症 | 総件数 | 感染 | 血腫出血 seroma | 壊死創部離開被膜拘縮 | その他位置異常露出疼痛 | 抜去入替 |
|---|---|---|---|---|---|---|
| JOPBS | 6,572 | 161(2.4%) | 140(2.1%) | 266(3.6%) | 144(2.2%) | 160(2.4%) |
| がん研 | 275 | 4(1.5%) | 36(13.1%) | 109(39.6%) | 22(8%) | 13(4.7%) |

| SBI 合併症 | 総件数 | 感染 | 血腫出血 seroma | 壊死創部離開被膜拘縮 | その他位置異常露出疼痛 | 抜去入替 |
|---|---|---|---|---|---|---|
| JOPBS | 6,582 | 65(1.0%) | 114(1.7%) | 29(0.4%) | 105(1.6%) | 53(0.8%) |
| がん研 | 219 | 2(1.0%) | 25(11.4%) | 5(2.3%) | 3(1.4%) | 2(1.0%) |

表 2　感染の重症度分類

| 軽　度 | 局所所見(熱感，紅斑，腫脹) |
|---|---|
| 中等度 | 局所所見＋浸出液貯留 or＋全身症状出現 緩徐な進行(保存的治療抵抗) |
| 重　度 | 局所所見＋浸出液貯留 or＋強い全身症状出現(SIRS) 急速な進行 |

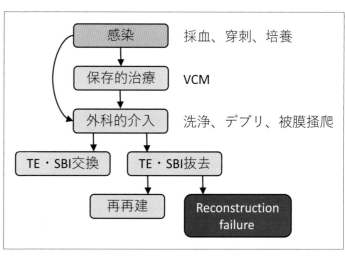

図 1. ▶
感染時の対応プロトコール

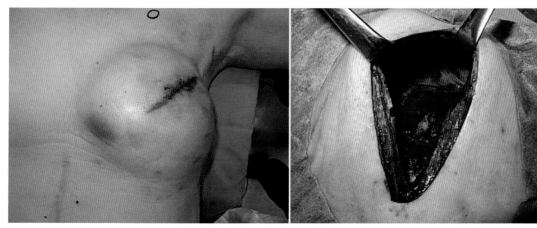

図 2.　TE(MV14)挿入術後 2 か月時に発赤と腫脹を認め，内下方の TE の折れ曲がり部の溜まりより *Staphylococcus aureus* を検出．VCM による保存的治療を行うも内下方の発赤の増強を認め，デブリードマン，TE 入替術を施行した．感染は沈静化した．

## TE・SBI 感染

　当院が基準としている重症度の所見を示す(表 2)．早期発見と重症度に応じた対応が重要になってくる．起因菌は *Staphylococcus aureus* であることが多いため，抗生剤は最初にバンコマイシン(以下，VCM)を選択し，起因菌と耐性がわかった時点で de-escalation していく．当院のプロトコールを示す(図 1)．外科的介入の際，不良肉芽が少なく十分なデブリードマンを行ったうえで，十分な被覆組織が残存している場合のみ一期交換としている(図 2)．

　予防としては，① 手術手袋の 2 重装着，② TE/SBI 挿入前の胸部皮膚イソジン消毒，③ 挿入直前

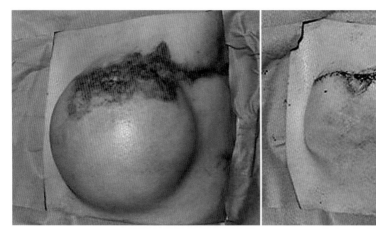

図 3. 広範皮弁壊死に対して過拡張し切除縫縮した.

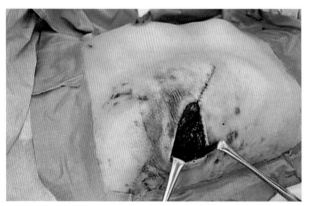

図 4. TE 挿入術後 4 日目の後出血
胸肩峰動脈付近より出血していた.

までTE/SBIを開封しない, ④ 挿入前に手術手袋の交換, ⑤ SBI を挿入前にセファゾリンに浸漬, ⑥ オープンドレーンは術後 2 日で抜去, ⑦ クローズドドレーンは術後最長 7 日で抜去, ⑧ 術後セファゾリン点滴 1 日, ⑨ セファレキシンの内服 5〜7 日, としている. 術後抗生剤の内服なしにしたところ, 感染率が上がったため抗生剤の内服は再開した.

対策としては, 早期診断・早期介入が重要である. エコーで確認し溜まりがあれば穿刺して培養に提出する. 培養結果がでるまでは VCM がファーストチョイスとなる.

### 創縁壊死・皮弁壊死

一次再建において最多の合併症である. 術中の

剝離操作に伴う牽引による挫滅や病変が皮膚に近く, 乳切皮弁が薄い場合に生じやすい. TE の場合には大胸筋と前鋸筋筋膜脂肪弁で被覆してあるため, 軽度であれば外来にて軟膏処置で経過観察できることが多い.

予防としては, 術中に辺縁の血流が悪い部位を縫合時に緊張がない程度にトリミングを行う. TE 注入量は皮膚に緊張が加わらない程度までに抑える.

対策としては, 小範囲であれば保存的に治療する. 広範皮弁壊死の場合にはデマルケーションがついた状態で TE を拡張して外来局所麻酔下で切除縫縮を行う(図3). 露出や感染に至ってしまった場合には一度抜去するか自家組織移植を行う場合もある.

### 後出血, 血腫

当院では TE 挿入時は胸部皮膚血流の悪化を懸念し外固定による圧迫は行っていない. SBI 挿入時は後出血予防に術後 2 日間, バストバンドで圧迫固定している. 血腫除去術・止血術が必要になった TE 症例の検討では大胸筋ポケット内では分層前鋸筋弁からの出血と大胸筋ポケット外では腋窩周囲の出血が多かった.

予防としては, TE/SBI 挿入前に昇圧剤投与を

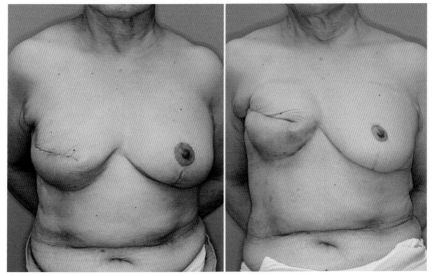

図 5. SBI 挿入術後 1 か月と術後 3 年
被膜拘縮により SBI の変形と頭側移動を認める.

依頼して血圧を上昇させ，止血を確認する．目安
として入室時血圧 +30～40 mmHg になるように
血圧を上げている．前述の後出血の原因となりや
すい部位を入念に確認する．

対策としては，TE の場合少量で大胸筋上であ
れば圧迫で経過をみられる症例も多いが，多量で
あれば血腫除去術が必要になる．SBI の場合，被
膜拘縮につながるので血腫除去術を行った方がよ
い(図 4)．

### 漿液腫

浸出液の貯留であり，乳房の大きい症例や高齢
者に認めやすい[1]．

予防としては TE 挿入時はクローズドドレーン
を挿入し 7 日間程度で抜去としている．感染のリ
スクがあるため 2 週間を超えて留置しない．SBI
挿入時は術中操作が少ない症例には静脈留置針の
外筒を使用したオープンドレーンを用いて術後 2
日目に抜去，術中操作が多い症例や容量が大きい
症例にはクローズドドレーンを用いて術後 7 日以
内に抜去している．

対策としては外来でエコーを用いて TE/SBI を
避けながら穿刺を行う．貯留がなくなるまで 1 週
間に 1 回程度の穿刺を行う．

### 被膜拘縮

SBI 挿入後は必ず周囲に被膜を形成する．被膜
が柔らかければ目立った変化を生じないが，被膜
が肥厚して収縮すると拘縮と変形を認める．通
常，1 か月を過ぎる頃から 1 年以内に 10～30％に
発生し[2]，経過期間が長いほどその割合は高ま
る[3]．被膜拘縮には Baker 分類[4]が用いられる．明
らかな変形を示す Baker Ⅲや痛みを伴う Baker
Ⅳになると被膜切開や入替を要する(図 5)．

予防としては術後の血腫を起こさないこと，
seroma は穿刺吸引して溜まらないようにするこ
と，感染対策として行っている項目が挙げられ
る．また，術後 1 か月目より SBI を圧迫するよう
にマッサージするよう指導することもある．

対策としては被膜切開術や SBI 入替だが再拘縮
を起こす場合もある．

### TE 位置異常

TE 挿入時に大胸筋起始部である肋骨付着部を
切開しないと頭側偏位しやすい．目安として 2 cm
以上の頭側偏位の場合には lower pole の伸展が得
られないため，SBI 入替時に剝離しても再度頭側
偏位しやすい．TE 挿入中に被膜切開と位置修正
を行い上胸部の外固定を行い再拡張することを検

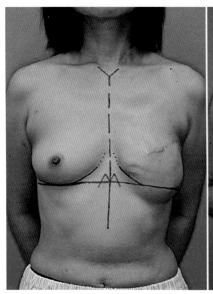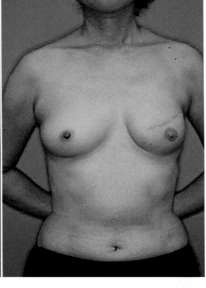

図 6.
SBI 挿入術前と SBI 挿入 6 か月後
SBI 入替時にアンカリングで乳房下溝の作成を行った.

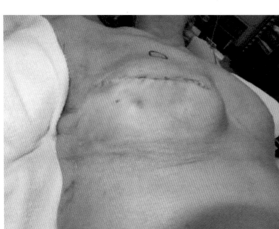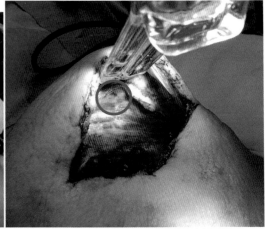

図 7. TE(MX14)挿入術後 1 か月時に折れ曲がり部の発赤と菲薄化を認め被膜切開術, 被膜部切除縫縮を施行した. 裏面から見て折れ曲がり部は菲薄化しており手袋が透見された.

討する. 予防としては TE 挿入時に座位で位置を確認する. この際術前にマーキングした乳房下溝の位置はずれてしまうため, 乳房下溝をと同じ高さを正中に引いたマーキング位置が指標となる. 大胸筋起始部や腹直筋前鞘は切開する. 対策としては軽度であれば SBI 入替時に剥離やアンカリングで調整を行う(図 6). 頭側偏位が大きい場合には修正術を検討する.

## TE の折れ曲がり

皮膚緊張が強い症例や TE 初期注水量が少ない時に生じやすい. 注水量が 70%以下だと生じやす

いため, 折れ曲がりが最後まで取れないことも多い.

予防としては, 大胸筋の肋骨付着部を切離して十分な大胸筋下スペースを確保する. TE 挿入時にきちんと広げるようにする. 皮膚緊張や大胸筋下スペースが狭い場合には突出度の小さいシリーズを選択する.

対策としては折れ曲がり部に圧がかかりすぎないように慎重にゆっくり拡張する. 折れ曲がり部が発赤・菲薄化した場合には早期に外科的介入を行い, 菲薄化部の切除と被膜切開, TE 注入量も増量させて挿入する(図 7).

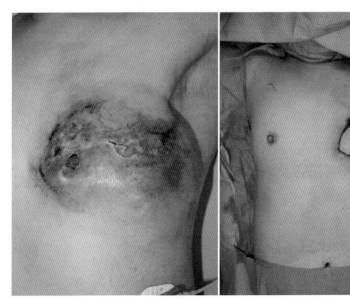

図 8.
TE(MV13)挿入術を施行した.
術後広範皮弁壊死にて TE 露出. 一
度外来で切除縫縮行うも再度露出
し,広背筋皮弁による乳房再建術
施行した.

## TE の露出

広範皮弁壊死や TE の折れ曲がりにより生じる
ことがある.

予防としては,広範皮弁壊死時は切除縫縮を検
討し,折れ曲がり時は慎重に注入を行う. 折れ曲
がりを解除するために急速に注入すると折れ曲が
り部に圧がかかって露出してしまう場合もある.

対策としては,感染がなく小範囲であれば切除
縫縮を行う. 広範であれば TE 抜去や自家組織に
よる再建を検討する(図8).

## TE 拡張時の胸壁陥凹変形

被膜拘縮が強い症例や皮膚緊張が強い症例にお
いて拡張により胸壁の陥凹変形を起こすことがあ
る. 骨粗鬆症や過拡張,放射線照射歴のある症例
に生じることがある[5]. 当院では小耳症に対して
肋軟骨フレームによる再建術後の胸郭変形を1例
認めた[6]. 胸郭陥凹変形が起こっても心肺機能に
影響を与えることはなかった.

予防としては拡張中の皮膚の緊張が強い場合に
は注入量を少なく注入までの期間をあけるように
する.

対策としては,SBI 計測時の突出度を見誤るこ
とがあるため,体表面からの乳房突出度と注入容
量に差異が生じる場合にはエコーで胸壁から体表
までの突出度を計測しておく[7].

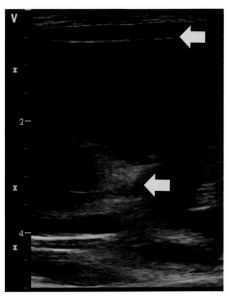

図 9. 破損 SBI 所見
外殻の連続性の消失(上部矢印)と内部シ
リコーンゲルの変質(下部矢印)を認める.

## SBI の破損

破損の原因は早期に起こるものは外科的侵襲や
SBI の非愛護的取り扱いなど医原性破損の可能性
がある. 晩期に起こるものは被膜拘縮による慢性
的な圧迫や経年劣化による破損の可能性があ
る[8]. 破損の所見はエコーでスクリーニング検査
兼および確定診断を行う. エコーで外殻の連続性
の消失, シリコーンゲルの外殻外への流出, 内部

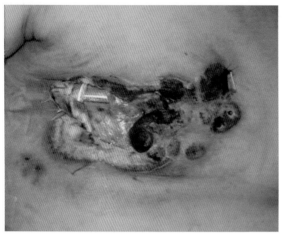

図 10. TE 挿入術後 3 日目より発熱，胸部発赤を認め感染を疑い TE 抜去するも創部だけでなく内側も皮膚壊死が進行した．

TE で作成された被膜と SBI の間に固着が起きない場合にも生じることがある．大胸筋の最尾側が切離されておらず，lower pole の拡張が不十分な場合にも起こることがある．

予防としては TE 挿入時に十分な拡張ができるように大胸筋ポケットを作成する，漿液腫は溜まりがなくなるまで外来で穿刺する，上下を確認して挿入する，術後 1 か月はマッサージなどを行わないことが挙げられる．

対策としては術後日数が浅ければ徒手整復可能だが，術後経過が長い場合は被膜切開術や SBI 入替だが，lower pole を伸展させるために再度 TE 挿入することが必要な症例もある．

## 壊疽性膿皮症

当院で 2 例経験したのみの稀な合併症である．病因は不明であり，免疫応答の異常が関与すると考えられている．病態生理は約 30％の患者では皮膚に外傷ないし損傷が生じた後に壊疽性膿皮症の潰瘍化がみられ，この現象はパテルギーと呼ばれている．症状としては炎症性の紅色丘疹，囊胞，結節から始まり潰瘍化して急速に拡大する．発熱や倦怠感などの全身症状もよくみられる．診断は外科的な壊死組織の切除後に潰瘍が拡大する場合は強く示唆される．病変先端部の生検では，40％の症例で表在血管に好中球およびフィブリンを伴った血管炎を認める．局所治療としては外用アルミニウム製剤やスルファジアジン銀，ステロイド外用薬が用いられ，全身治療としてプレドニン内服，TNFα 阻害薬などが用いられる[11]．当院で経験した症例では 2 症例とも患側に胸水貯留を認めるなど全身症状も見られた．乳房再建では Li らの遊離腹部皮弁による乳房再建 456 例中 10 例認めたという報告[12]や Patel らの 395 例中有茎腹直筋皮弁 2 例 TE 1 例で認めたという報告[13]がある．

予防としては既往歴に血管炎や炎症性腸疾患，関節リウマチがある患者については適応も含めてよく検討する必要がある．

対策としては進行する壊死を認めたらこの疾患を疑い皮膚科にコンサルトし，不容易なデブリードマンは行わない方がよい（図 10）．

シリコーンゲルの変質がみられる場合には破損を疑う[9]．MRI では T2 強調画像から水・脂肪抑制をかけてシリコーンのみを強調したシリコンイメージがわかりやすい．MRI では破損した外殻がシリコーンゲル内で浮遊しているように見える linguine sign が報告されている[10]．破損は外殻のみが破損しているがシリコーンゲルは外殻内に留まっている shell rupture からシリコーンゲルが外殻より外に出るが被膜内に留まっている intracapusular rupture からさらにシリコーンゲルが被膜外に及び臨床症状を呈する extracapusular rupture に進行する．

予防としては乳頭作成や SBI 周囲の脂肪注入を行う際には医原性の破損を生じさせないよう注意が必要である．

対策としては 2 年に 1 回はエコーにて破損がないかの確認を行い，shell rupture であれば交換回数を軽減するためにも慎重に経過観察，intracapusular rupture であれば入替術を行う．

## SBI の回転

アナトミカル型 SBI では上下の位置関係が決まっているため，回転すると不自然な乳房形態になる．30° 程度であれば許容範囲であることが多いが，90° 以上の回転では上下が合わず不自然な形態となる．術後に浸出液の貯留があった場合や

## インプラント関連未分化大細胞型リンパ腫
## （breast implant associated anaplastic large cell lymphoma；BIA-ALCL）

1997 年に初めて報告された乳房インプラント周囲に発生する T 細胞性リンパ腫である．平均 9 年程度で発生し，初発症状は遅発性漿液腫が 8 割，腫瘍自覚が 4 割である[14]．病理学的には CD30 陽性，ALK 陰性の特徴がある．表面積の大きい textured implant で発生し Allergan 社の BIO-CELL® という表面構造の SBI は他社の SBI と比較して発生率が高かった[15]ため，2019 年 7 月 24 日世界的に自主回収/リコールとなった．病変が局所であるうちは被膜を含めた SBI の抜去で治癒し，5 年生存率は 89％と予後はよい．しかし，進行すると化学療法や分子標的薬，放射線治療が必要となり死亡例も報告されている．

予防としてできることはない．

対策としては JOPBS を中心とした 4 学会の共同患者向け文書を用いて腫脹やしこりといった異常があれば早期に受診するよう，情報提供を行うことである．また，乳癌に対する診療が終了したあとも何らかのフォローアップ体制を構築する必要がある．BIA-ALCL が疑われた際には液体貯留があればエコー下穿刺，CD30 を含むフローサイトメトリーと細胞診を行い組織診断用のセルブロックを作成する．腫瘍があれば生検を行い組織診とフローサイトメトリーを行う．BIA-ALCL の診断であれば JOPBS へ報告し全身検索を行う．Stage I であれば被膜を含めた SBI 切除術を行い，stage II～IV であれば集学的医療チームによる追加治療の検討を行う．

### 参考文献

1) 澤泉雅之：ティッシュエキスパンダー　術後の合併症．がん研有明病院　乳房一次再建術―根治的，整容的な乳癌治療をめざして―．85-95，日本医事新報社，2015.
2) Araco, A., et al.：Capsular contractures：a systematic review. Plast Reconstr Surg. 124(6)：1808-1819, 2009.
3) Spear, S. L., et al.：Natrelle round silicone breast implants：Core study results at 10 years. Plast Reconstr Surg. 133(6)：1354-1361, 2014.
4) Little, G., Baker, J. L. Jr.：Results of closed compression capsulotomy for treatment of contracted breast implant capsules. Plast Reconstr Surg. 65：30-33, 1980.
5) de Wildt, R. P., et al.：Substantial chest-wall deformity following tissue expansion after radiotherapy. Eur J Plast Surg. 32(6)：337-340, 2009.
6) Kuramoto, Y., et al.：A rare chest wall deformity after usage of a Tissue Expander for breast reconstruction：Plast Reconstr Surg Global Open. 6(11)：e1950, 2018.
7) 棚倉健太：サイズ選択の際のエコーによる計測の有用性．がん研有明病院　乳房一次再建術―根治的，整容的な乳癌治療をめざして―．106-111，日本医事新報社，2015.
8) Handel, N., et al.：Breast implant rupture：causes, incidence, clinical impact, and management. Plast Reconstr Surg. 132(5)：1128-1137, 2013.
9) 松本綾希子：インプラントの破損と画像診断：乳房一次再建術．がん研有明病院　乳房一次再建術―根治的，整容的な乳癌治療をめざして―．274-283，日本医事新報社，2015.
10) Wang, T. Y., et al.：A 10-year experience of routine MRI screening for silicone implant rupture：are FDA recommendations supported by evidence? American Association of Plastic Surgeons(AAPS)93rd Annual meeting, 2014.
11) 田中俊宏：壊疽性膿皮症．皮膚疾患最新の治療2007-2008．瀧川雅浩ほか編．南江堂，p87, 2006.
12) Li, W. Y., et al.：Pyoderma gangrenosum after abdominal free tissue transfer for breast reconstruction：Case series and management guidelines. Ann Plast Surg. 83(1)：63-68, 2019.
13) Patel, D. K., et al.：Pyoderma gangrenosum with pathergy：A potentially significant complication following breast reconstruction. J Plast Reconstr Aesthet Surg. 70(7)：884-892, 2017.
14) Clemens, M. W., et al.：Complete surgical excision is essential for management of patients with breast implant-associated anaplastic laege cell lymphoma. J Clin Oncol. 34(8)：888, 2016.
15) Magnusson, M., et al.：The epidemiology of breast implant-associated anaplastic large cell lymphoma in Australia and New Zealand confirms the highest risk for grade 4 surface breast implants. Plast Reconstr Surg. 143(5)：1285-1292, 2019.

PEPARS No.161：54-61, 2020

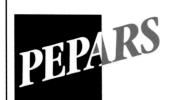

# 乳房再建（自家組織）合併症からの リカバリー

岡本茉希[*1]　武藤真由[*2]　佐武利彦[*3]　東山麻伊子[*4]

Key Words：乳房再建（breast Reconstruction），皮弁（flap），動脈血栓（arterial thrombosis），静脈血栓（venous thrombosis）

Abstract　　自家組織再建における乳房再建時の重大な合併症として吻合部血栓が挙げられる．ここでは当科における，吻合部血栓回避のための術中・術後の工夫，および吻合部血栓が生じた際の対処法などについて述べる．

## はじめに

　自家組織再建における乳房再建時の重大な合併症として，吻合部血栓が挙げられる．吻合部血栓は，発見が遅れると皮弁の壊死に繋がるため，早急な対応が必要となり，避けるべき合併症である．そこで我々が行っている吻合部血栓回避のための術中・術後の工夫，実際に起きた際の対応について述べる．

*1　Maki OKAMOTO，〒930-0194　富山市杉谷2630　富山大学附属病院形成再建外科・美容外科，特命助教
*2　Mayu MUTO，診療指導医
*3　Toshihiko SATAKE，同，特命教授
*4　Maiko HIGASHIYAMA，特命助教

## 工　夫

### 1．術　中

　術後の皮弁トラブルを避けるためにも，術中は様々な点に注意して手術を行わなければならない．我々は，次の点に注意して手術を行っている．

① レシピエント血管はドナー血管と可能な限り口径差のない血管を選択するようにし，特に静脈の選択の際は，口径が太いものから細いものに吻合すると乱流ができて，血栓を形成するリスクがあるため，避けるようにする．レシピエント血管として使用する頻度が高いものとして，内胸動静脈・胸背動静脈・外側胸動静脈が挙げられる．内胸動静脈の場合，多くは第3肋間で固定を行うが，血管が細い場合，第3肋軟骨を部分切除または切除する．それでも足りない場合は，第2肋軟骨を部分切除し，無理のない口径差で吻合できるまで中枢側に向かって静脈の剝離を行い，血管吻合する．逆に太かった場合は，同じ口径差で吻合するため遠位側に剝離することもある．胸背動静脈の場合は，前

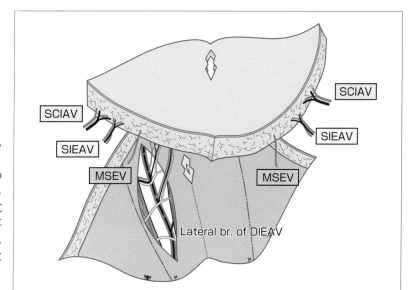

図 1.
Back up 用 と し て 温存する
MSEV, SIEV, SCIV
(佐武利彦ほか：I 乳癌術後の
乳房再建 9 穿通枝皮弁による
乳房再建. 形成外科ADVANCE
シリーズ II-5 乳房・乳頭の再
建と整容 最近の進歩 改訂第二
版. 矢野健二編. p 82, 克誠堂
出版, 2010 より改変して転載)

鋸筋枝, 広背筋枝, 本幹のうち血管径の適した
血管を選択する. 皮弁が外側に寄りやすいの
で, セッティングの際に注意が必要である. 外
側胸動静脈の場合は, 血管径が細いため, 短小
口径の血管柄を持つ皮弁に適している.

② 静脈還流を増やすため, ドナーの静脈が 2 本あ
る場合は, 必ず 2 本静脈吻合する.

③ 皮弁内にレスキュー用の静脈を含めるようにす
る. 深下腹壁動脈穿通枝皮弁(deep inferior epi-
gastric perforator flap；以下, DIEP flap)の場
合, 浅下腹壁静脈(super inferior epigastric
vein；SIEV), 内側浅下腹壁静脈(medial super-
ficial epigastric vein；MSEV), 浅腸骨回旋静
脈(superior circumflex iliac vein；SCIV)を
皮弁挙上時にback up 用として温存する(図1).

④ 血管柄に捻れ・緊張・折れ曲がりがないように
皮弁をセッティングしてから血管吻合を行う.
また, 我々の施設では血管吻合後に動脈の折れ
曲がり・静脈の圧迫を予防する目的で, 脂肪片
を血管吻合部に置くことにしている(図2).

⑤ 血管吻合後, 30 分以上経過した時点で吻合部の
リークがあれば修復し, その後ICG(Indocyanine
green)造影を行い, 血管の開存を確認する.

⑥ ⑤ で皮弁の血流を確認してから, 乳房マウン
ドの作成に移る.

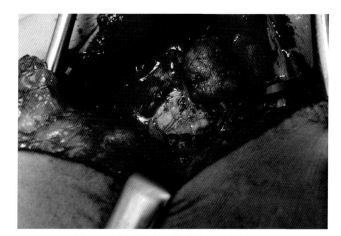

図 2. 血管吻合部に脂肪をおいたところ

その他にも, 放射線照射歴がある場合, 乳房皮
膚の伸展性が乏しく, 移植皮弁が圧迫されるため
注意しなければならない. 本来であれば皮膚が伸
展することで圧が逃げるが, 乳房皮膚の伸展性が
乏しい場合, 圧が逃げることができず, 移植皮弁
が圧迫され, 壊死に繋がることがある. そのため,
予め移植皮弁を小さくする・皮島を大きく出して
おくなど, 調整が必要である.

**2. 術 後**

術後は皮弁の異常所見をいち早く見つけ, 早急
に対応することで皮弁を救済することができる.

当院での安静度・観察項目について述べる.

**A. 安静度**

当院では頻回の皮弁観察のため, 術後 3 日目ま
で集中治療室管理とし, その後は一般病棟の個室

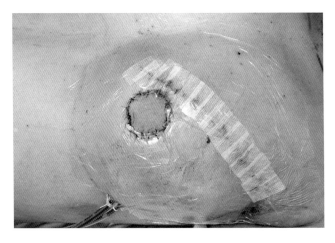

図 3.
フィルム材を貼付したところ
変化がわかりやすいよう，あえてシワ
をつけるような形で貼付している．

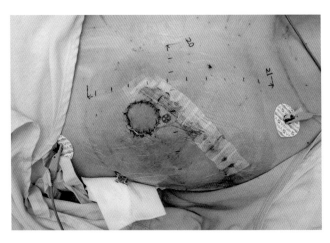

図 4.
スケール
皮弁の縦横の最大径で 2 cm ごとに
ポイントをおき，計測を行う．

での管理としている．

　安静度については，重力によって皮弁が引っ張られ，血管柄に緊張がかかるのを避けるため，術後 48 時間までは腹部穿通枝皮弁の場合は 45°まで，大腿部穿通枝皮弁の場合は 40°まで，殿部穿通枝皮弁の場合は 35°までのギャッヂアップと，クッションを下に挟む程度の半側臥位のみ可とし，皮弁が周囲組織と癒着する術後 48 時間以降に完全座位可としている．また，座位になる際は皮弁を支えるため乳帯を必ず着用し，更に座位後にドップラ血流計で動脈音を確認している．術後 3 日目に集中治療室を退室し，3 日目は個室内のトイレ歩行まで，4 日目は室内歩行まで，5 日目は病棟内歩行まで，6 日目は院内歩行と徐々に安静度を上げていっている．

　**B．観察項目**
　当院では，医師の負担軽減のために，看護師に観察方法の指導を行ったうえで，主にモニタリングは看護師が行っている．そのために，観察項目をなるべく簡便化し，医師・看護師，誰が行っても共通の評価が得られるようなシステムを構築している．

　術後の観察項目としては，3 日目まで 1 時間毎に ① 皮弁の色調・branching/refilling，② 皮弁の温かさ・軟らかさ・腫れ(当施設ではフィルム材(テガダーム®，3M 社)を変化がわかりやすいようあえてシワをつけるような形で再建乳房に貼付し，フィルムのシワの増減を見て判断を行っている(図3))，③ ドップラ血流計による動脈音聴取，④ 創縁からの出血の色調確認，⑤ ドレーンの排液量・色調の確認を行う．また，3 日目まで 3 時間毎に ⑥ スケールの変化(図4)(1 cm 以上の変化があれば，医師へ連絡)を確認する．以上の 6 項目を観察項目とし，異常の早期発見に努めている．

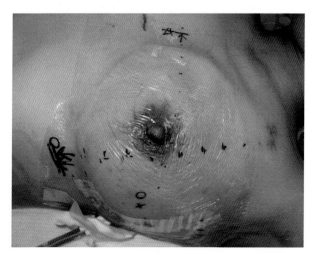

図 5.
動脈血栓
乳房の張りが失われ, フィルム
のシワが多くなっている.

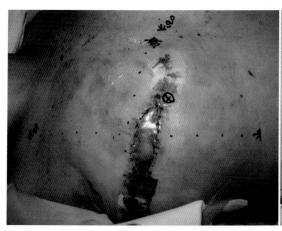

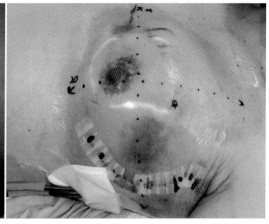

a|b

図 6. 静脈血栓
乳房が腫脹し, フィルムのシワがなくなっている.
a：モニタリング皮弁あり. 皮弁が鬱血色になっている.
b：モニタリング皮弁なし. 乳房皮膚の皮下出血を認める.

## 3. トラブル時の対応

ここからは, 実際に吻合部血栓が起きた際の所見と対応について述べる.

### A. 動脈血栓

動脈血栓が起きた場合, 所見として, ドップラ血流計にて動脈音の聴取が不可となり, 再建乳房の萎縮・冷感を認め, 乳房の張りが失われる. それに伴いフィルムのシワが増え, スケールの縮小を認める (図 5). また, モニター皮弁がある場合は, 皮弁色が蒼白となり, refilling が間もなく消失する. 対応としては, 再手術にて血栓除去・再吻合を行う.

### B. 静脈血栓

静脈血栓の場合, 所見として, 再建乳房が腫脹し, ドレーン排液の色調が濃くなり, 量の増加も認める. フィルムのシワは少なくなり, スケールの増大を認める. モニター皮弁がある場合は皮弁が鬱血色となり, refilling が速くなる (図 6-a)). モニター皮弁がない場合は乳房皮膚に皮下出血を認めるようになる (図 6-b)). 対応としては, 静脈内に限局した早期静脈血栓や吻合部の緊張・口径差によって血栓が生じた場合は, 再手術にて血栓除去術・再吻合を行い, 術中はヘパリン 5,000 U・タンデトロン 60 μ の点滴静注を考慮, 術後はヘパリン 3,000〜10,000 IU/日の点滴静注を行う. 静脈内〜皮弁内静脈に及ぶ静脈血栓で, 時間がかなり経過したものの場合は, 再手術にて血栓除去術・静脈移植・必要であれば皮弁遠位部のデブリードマンを行い, 前述と同様に術中・術後のヘパリン投与を行う.

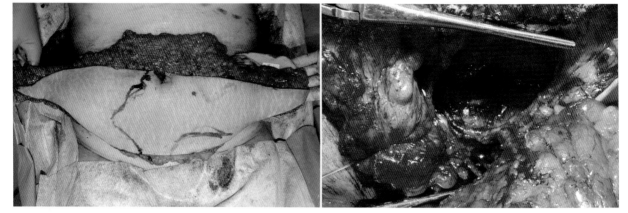

図 7. 症例 1：初回手術時　　　　　　　　　　　　　　　　　　　a｜b

a：皮弁挙上時．ICG 造影にて染色不良であった部分にマーキングを行っている．
b：血管吻合部．胸背動脈本幹，胸背静脈広背筋枝，胸背静脈前鋸筋枝と吻合を行った．

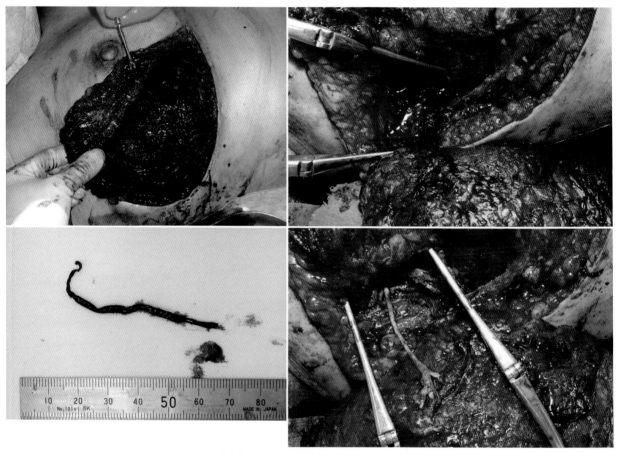

図 8. 症例 1：再手術時（初回手術より 26 時間後）　　　　　　　　a｜b
　　　　　　　　　　　　　　　　　　　　　　　　　　　　　　　c｜d
　　　a：開創時．血腫が貯留していた．
　　　b：血管吻合部．静脈血栓を形成していた．
　　　c：除去した血栓
　　　d：大伏在静脈移植後

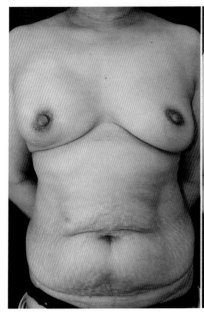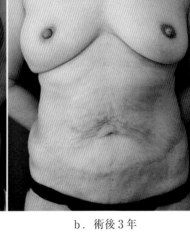

|a．術前|b．術後3年|
|---|---|

図 9．症例 1

## 症　例

### 症例 1：静脈血栓，救済例

　51 歳，右乳癌．DIEP flap による一次二期再建．DIEA（3.0 mm）と胸背動脈本幹（2.6 mm），胸背静脈広背筋枝（1.0 mm）と DIEV1（3.0 mm），胸背静脈前鋸筋枝（1.2 mm）と DIEV2（3.0 mm）を吻合した（図 7）．術後 26 時間の時点で皮弁の色調変化，乳房の腫れを発見し，再手術．開創したところ，血腫貯留あり．静脈血栓を認めたため血栓除去を施行し，更に大伏在静脈の移植を行った（図8）．レスキュー後の術後経過は良好であった（図9）．

### 症例 2：静脈血栓，全壊死後再建

　46 歳，右乳癌．他院にて DIEP flap による二次二期再建を施行されたが，術後血行障害が起こり，右胸背動静脈・右橈側皮静脈などを用いてレスキューを試みるも救済できず，インプラントによる再再建が行われた．その後，一部皮膚が菲薄化した状態で当科紹介となった．手術計画中にインプラントが露出したため，インプラントを抜去（図 10）．その後，左遊離広背筋皮弁（左内胸動静脈と血管吻合）・インプラントを併用して再建を

行い，乳房の良好な形態を得られた．（図 11, 12）.

## 考　察

　Chang，Mehrara らは，マイクロサージャリーを用いた自家組織再建による乳房再建における血栓は 2.0～3.6％で起こり，そのうち皮弁壊死をきたす確率は 0.4～0.76％，救済率は約 80％であると報告している[2)3)]．また Kroll らは，血栓のうち静脈血栓は，動脈血栓より約 2 倍起こりやすい（動脈血栓：20％，静脈血栓：54％，動静脈血栓：12％）と報告しており[4)]，静脈血栓を回避するためには，口径差の少ない血管同士を吻合する，静脈鬱滞を回避するために複数の静脈還流路をつくる，血管柄の緊張を排除するように設置することを心掛ける必要があると考える．また，血栓の大部分（80％）は術後 2 日以内に起こり，動脈血栓のうち 90％は術当日もしくは術後 1 日目までに，静脈血栓のうち 41％はこれ以降に起こることが多いとの報告もあり[4)]，血栓が起こるタイミングも診断の助けとなる．更に，皮弁の救済のためには早期の発見が重要であり，医師・看護師の誰が行っても共通の評価が得られるモニタリング方法が重要となってくる．そして血行障害を疑った場

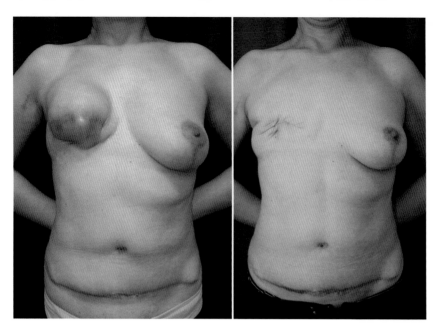

図 10.
症例 2
　a：初診時
　b：インプラント抜去後
　　（文献 1 より引用）

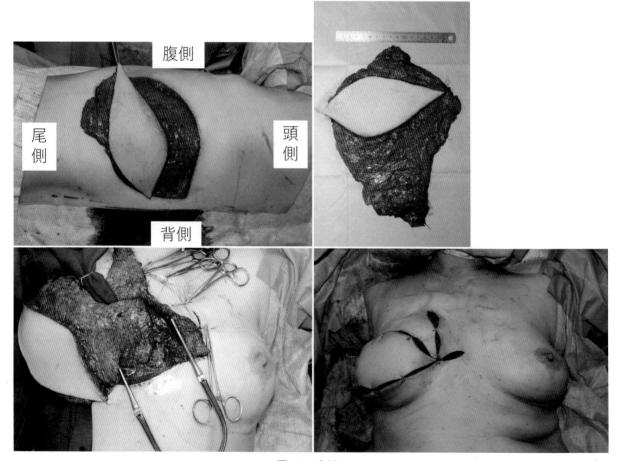

図 11.　症例 2
a：皮弁挙上時（左背部）　　b：皮弁切り離し時
c：血管吻合時　　　　　　　d：皮弁設置時
　　　　　　　　　（文献 1 より引用）

a | b

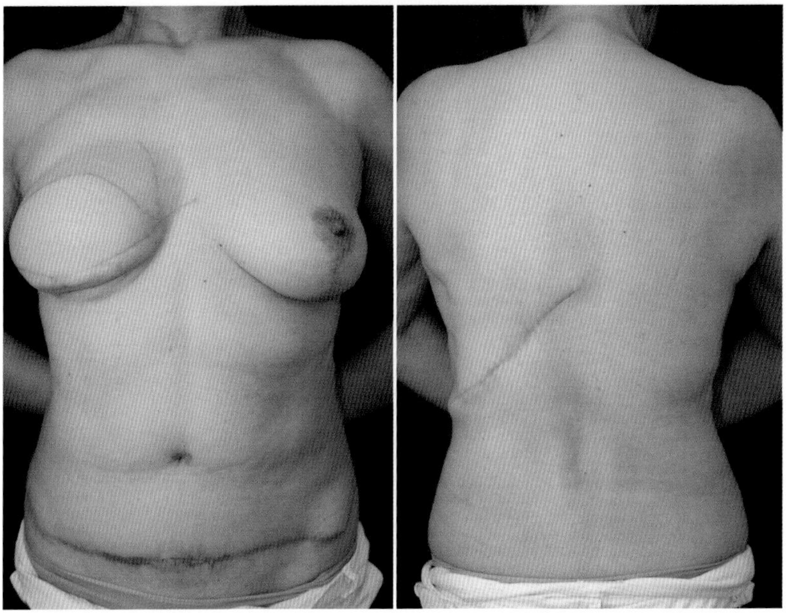

図 12.
症例 2
術後 1 年
　a：正面
　b：ドナー採取部
（文献 1 より引用）

合は，血管吻合部の確認のために，躊躇せずできるだけ早期に手術を行うことが皮弁の壊死を回避することに繋がると考える．また基本的なことではあるが，術前に患者とその家族に血栓のリスクや再手術の可能性などについてしっかりインフォームドコンセントを行い，実際に起きた場合には再度現状について説明を丁寧に行うことも重要である．更に，皮弁壊死はどれだけ注意しても起こり得る可能性があるため，皮弁壊死が起きた時のために，他の方法でリカバリーができるよう選択肢を増やしておくべきと考える．

**参考文献**

1) Satake, T., et al.：Tertiary breast reconstruction using a free contralateral latissimus dorsi myocutaneous flap and contralateral internal mammary recipient vessel anastomosis. JPRAS Open. **7**：44-49, 2016.
2) Chang, E. I., et al.：Salvage rates of compromised free flap breast reconstruction after recurrent thrombosis. Ann Plast Surg. **71**：68-71, 2013.
3) Mehrara, B. J., et al.：Complications after microvascular breast reconstruction：experience with 1195 flaps. Plast Reconstr Surg. **118**：1100-1109, 2006.
4) Kroll, S. S., et al.：Timing of pedicle thrombosis and flap loss after free-tissue transfer. Plast Reconstr Surg. **98**(7)：1230-1233, 1996.

PEPARS No.161：62-68, 2020

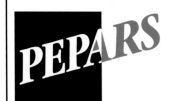

◆特集／再建手術の合併症からのリカバリー

# 腹壁再建合併症からのリカバリー

宮本　慎平*

Key Words：腹壁再建（abdominal wall reconstruction），前外側大腿皮弁（anterolateral thigh flap），腸脛靭帯（iliotibial tract）

**Abstract**　　悪性腫瘍切除後の腹壁再建は大腿筋膜（腸脛靭帯）を含めた前外側大腿皮弁で行われることが多い．皮弁移植による腹壁再建術後に特徴的な合併症としては，腹壁離開・腹壁瘢痕ヘルニア，腹壁弛緩，皮弁壊死，創感染などが挙げられ，時には重度な合併症につながることがある．術後の腹壁離開・腹壁瘢痕ヘルニアを予防するには，縫合糸の選択が重要であり，長期間にわたり抗張力を維持できるモノフィラメント吸収糸で行う．皮弁壊死は絶対に避けなければならない合併症であり，有茎皮弁の場合は皮弁のデザインや移行経路が重要になる．遊離皮弁の場合は移植床血管の選択が重要になり，深下腹壁動静脈，右胃大網動静脈，内胸動静脈が主に用いられる．移植床静脈が皮弁の静脈に比べて細いことが多く口径差が問題になるが，太→細の静脈端側吻合（large-to-small end-to-side anastomosis）を行うと高い開存率が得られる．

## はじめに

　悪性腫瘍切除の腹壁欠損の症例では，腹腔内臓器の保護・保持のため，強靭な材料で腹壁の連続性を再建する必要がある．再建に伴うトラブルは，時に重篤な合併症につながりかねないため，常に最も確実性の高い再建術式を選択することが重要である．

　本稿では筆者の行っている皮弁移植による腹壁再建について，代表的な合併症とそれらの予防策について述べる．

## 腹壁再建の基本について

　悪性腫瘍切除後の腹壁欠損の再建に対して用い

る生体材料としては，大腿筋膜（腸脛靭帯）が第一選択である．単なる筋膜移植（non-vascularized graft）として用いられる場合もあるが，小範囲の欠損を除いて適応されることは少ない．再建を要する症例の大半では，腹筋群・腹膜だけでなく周囲軟部組織の欠損も伴うため，大腿筋膜を含む前外側大腿皮弁として，再建に用いられる場合がほとんどである[1)2)]．

　前外側大腿皮弁の挙上法や，これを用いた腹壁再建の基本的な術式については，すでに PEPARS No.101 に詳述してあるので，そちらを参照されたい[3)]．

## 腹壁再建術後の合併症とその予防

　皮弁を用いた腹壁再建術後に特徴的な合併症としては，腹壁離開・腹壁瘢痕ヘルニア，腹壁弛緩，皮弁壊死，創感染などがある．以下にそれぞれの原因と予防策について述べる．

* Shimpei MIYAMOTO, 〒113-8655　東京都文京区本郷 7-3-1　東京大学医学部形成外科，講師

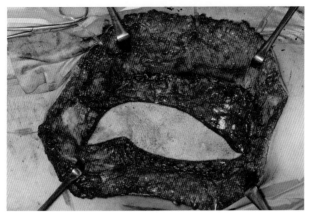

**図 1.** 遊離前外側大腿皮弁で左下腹部の腹壁再建を行ったところ
0 号 PDS で全周性に筋膜縫合を行っている.

### 1．腹壁離開，腹壁瘢痕ヘルニア

　腹壁離開を予防するには，当然ながら強固な腹壁縫合を確実に行うことが不可欠である．皮膚に比べて筋膜の治癒は遅く，十分な抗張力を回復するまで，術後 70～120 日を要するとされる[4]．この間の抗張力が十分でないと，腹壁縫合部の間に間隙を生じ，瘢痕組織で置き換えられた形で治癒してしまう．瘢痕組織は腹圧・張力に弱いため，この間隙は次第に拡大し，最終的には腹壁瘢痕ヘルニアを生じる[5]．

　悪性腫瘍切除の腹壁再建で，腹壁離開・ヘルニアを予防するために筆者が実践している縫合法，および縫合に関する tips について以下に述べる．

#### A．縫合糸の選択

　長期にわたり抗張力を維持する縫合糸を選択することが肝要である．腹壁縫合は通常吸収糸で行われるが，吸収糸は吸収までの期間の違いにより rapidly absorbable と slowly absorbable の 2 種類に大別される．一般的に，rapidly absorbable 縫合糸の抗張力は術後 21 日でほぼ消失するのに対し，slowly absorbable 縫合糸は術後 60 日の時点でも 50％程度の抗張力を維持するとされる．このため，下腹部正中切開創閉鎖に関するガイドラインでは，slowly absorbable 縫合糸の使用が推奨されている[6]．

　筆者はこれらガイドラインも参考にし，腹壁再建の筋膜縫合には，slowly absorbable 縫合糸である 0 号もしくは 1 号の PDS を使用している．モノフィラメントであるため，結紮時に滑りやすい，糸の硬さにより組織が裂けやすい，などの欠点はあるが，基本的な結紮手技が身についていれば問題なく結紮できる．結紮しやすいことを理由に，Vicryl などのブレイド糸を使用する施設もあるが，これらは rapidly absorbable であり抗張力が短期間で消失するため，筋膜縫合には用いるべきでない[7]．非吸収糸も瘻孔・疼痛などの原因となるので用いない．

#### B．縫合法・縫合間隔・バイト

　縫合は単結節縫合で行っている．部分的に垂直マットレス縫合を行うこともある．正中切開創閉鎖に関するガイドラインでは，結節縫合より連続縫合が推奨されているが，腹壁再建においては全周性にある程度の緊張をかけつつ縫合していく必要があるため，連続縫合は適さない[6]．縫合の間隔については明確な基準はないが，筆者は縫合線に指 1 本が入らない程度の間隔で縫合している（図 1）．

　縫合のバイトについては，縫い代が裂けることがあるので注意が必要である．腹壁側については腹膜を除いた全層（腹直筋がある部では，前鞘・腹直筋筋体，後鞘）を含めるようにする．恥骨部では，軟部組織の縫い代はとれないので，恥骨に骨孔を穿ち固定する．

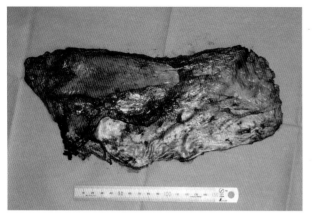

図 2. 遊離前外側大腿皮弁の裏面
写真上方が大腿内側，下方が大腿外側にあたる．下
方の光沢のある部分が腸脛靱帯と呼ばれ，強靱な構
造を有する．

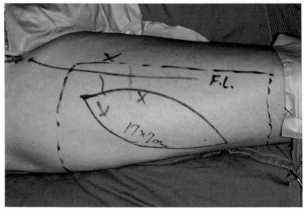

図 3. 遊離前外側大腿皮弁のデザイン
穿通枝(×印)は皮弁の前縁に入れて，皮島はなるべく外
側にデザインする．

### C. 皮弁採取・配置上の注意

前外側大腿皮弁に大腿筋膜を含めた場合，外側
が腸脛靱帯となるため非常に強靱であるが，内側
は薄い筋膜となってしまう(図2)．このため，皮
島のデザインを外側寄りとして(穿通枝を皮島の
前縁付近に含める)，腸脛靱帯の部分を多く含め
るように皮弁採取する(図3)．また，欠損に皮弁
を配置する際，腹圧のかかりやすい部分の縫合線
に腸脛靱帯がくるようにする．たとえば，片側の
腹壁欠損では，正中側に腸脛靱帯がくるように配
置する(有茎皮弁の場合は，自然とこの配置にな
ることが多い)．前方の大腿筋膜の薄い部分が縫
合線にあたる場合は，筋膜を折り曲げて二重に針
を通し，強度不足を補う[8]．

### 2. 腹壁弛緩(bulging)

強靱な腸脛靱帯といえども，強度としては腹直
筋・腹斜筋の完全な代替とは成り得ない．このた
め，再建腹壁にある程度の弛緩が生じるのは不可
避であり，本来的な意味では合併症とは言えな
い．ただし，弛緩の程度が重度の場合には，腹壁
瘢痕ヘルニアとの鑑別を要するうえ，腹部膨満感
などの不快な自覚症状を生じることがある(図
4)．Kagaya らは，悪性腫瘍切除後に前外側大腿
皮弁＋腸脛靱帯で腹壁再建を行った46例の術後
経過を検討し，半数もの症例で画像上腹壁弛緩が
認められ，高齢とBMI高値を腹壁弛緩の危険因子

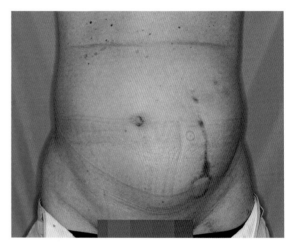

図 4. 術後，腹壁弛緩を生じた症例
左下腹部腹壁を有茎前外側大腿皮弁で再建し，術
後1年3か月の状態

として指摘している[9]．

腹壁弛緩の予防策として，メッシュ併用による
筋膜の補強が考えられるが，感染が危惧されるた
め即時再建では行うべきではない．筆者自身は経
験がないが，重症の腹壁弛緩症例に対しては，二
期的に腹壁形成・メッシュによる補強は考慮して
もよい．

### 3. 皮弁壊死

腹壁欠損での皮弁壊死は，場合により腹腔内臓
器の露出につながることがあり，絶対に避けなけ
ればならない合併症である．有茎皮弁と遊離皮弁
に分けて，その予防策を述べる．

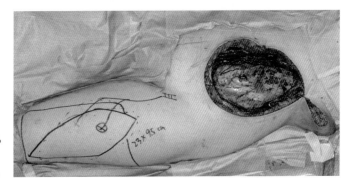

図 5.
有茎前外側大腿皮弁のデザイン
穿通枝(×印)が皮弁の頭側端に入る
eccentric デザインとしている.

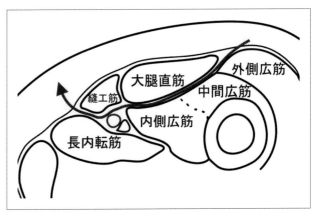

図 6.
有茎前外側大腿皮弁の移行経路のシェーマ

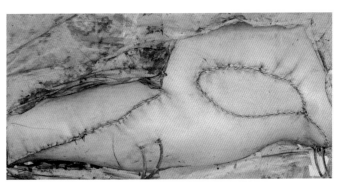

図 7.
有茎前外側大腿皮弁で左腹壁再建を行っ
たところ(図5と同一症例)

## A. 有茎皮弁の場合

　有茎皮弁では，血管柄に過度の緊張がかかって
しまうと皮弁が壊死に陥ることがある．有茎前外
側大腿皮弁の腹壁への到達範囲については明確な
基準はなく，欠損の形態(縦長か，横長か)や局在
(正中か側方か)により異なるうえ，穿通枝の位置
によっても変わり得る．筋膜や皮島は欠損の遠位
端に到達しても，血管柄の長さが足らず，穿通枝
に過度の緊張がかかるという事態も起こり得る.

　このような事態を予防するには，皮弁・皮島の
デザインがまず大事になり，再建後に穿通枝が欠
損のどの位置にくるかを想定し，そこから逆算し
てデザインしていくことが重要である．前外側大

腿皮弁の穿通枝は筋体を出た後，末梢方向へ走行
しているので，通常は皮島の中枢端に穿通枝が配
置される eccentric なデザインとして，rotation
arc をかせぐことが多い(図5)．間違っても，皮島
の真ん中に穿通枝を入れるようなデザインにして
はならない.

　皮弁の移行経路としては，最短経路である大腿
直筋と縫工筋の下を通す(図6)[3]．距離的に余裕が
あると思って，これより外側の経路を通し筋膜の
縫い付けを行っていたら，血管柄に予想外の緊張
がかかっていたということもあるので，必ず最初
からこの最短経路を通すようにする(図7)．鼠径
靱帯が温存されている場合は，さらに鼠径靱帯下

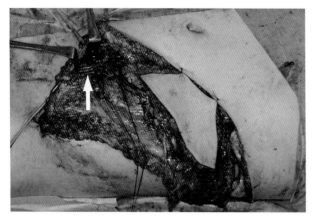

図 8. 遊離前外側大腿皮弁での下腹部再建
左深下腹壁動静脈（矢印）への血管吻合

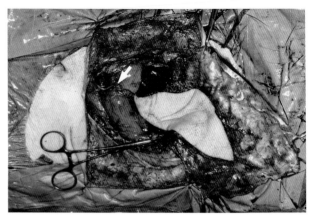

図 9. 遊離前外側大腿皮弁での上腹部再建
右胃大網動静脈（矢印）への血管吻合

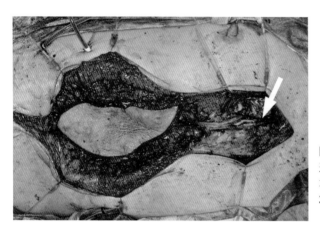

図 10.
遊離前外側大腿皮弁での上腹部再建
右内胸動静脈（矢印）への血管吻合．第
3肋軟骨を除去し，吻合を行っている．

を通し移行することが望ましいが，症例によっては
スペースがなく困難なこともある．

　上記のような対策をしても，血管柄に過度の緊
張がかかる場合には，躊躇なく遊離皮弁に切り替
える判断をすべきである．

**B．遊離皮弁の場合**

　吻合部血栓のリスクを低減するには，適切な移
植床血管を選択することが最も重要である．全周
性に筋膜縫合を行うため，腹壁内もしくは腹腔内
の移植床血管を選択することが原則であり，下腹
部では深下腹壁動静脈，上腹部では右胃大網動静
脈が第一選択となる（図8，図9）．過去に開腹手術
の既往がある症例では，後者は使用できないこと
があり，その場合は，腹壁外の血管である内胸動
静脈が候補になる．肋間動静脈は細すぎて移植床

血管とはなり得ない．

　これらの血管はいずれも動脈は十分な口径を有
するが，静脈は細いことが多い．深下腹壁静脈は
根部では十分に太いが，吻合に用いられる腹直筋
外側縁辺りでは，口径は小さい．また，内胸静脈
の細さや壁の薄さは周知の通りである．他方，前
外側大腿皮弁の静脈は根部ではかなり太いことが
多く，これらの移植床静脈と吻合するには，太→
細の静脈吻合となることが問題となる．

　血管柄の長さに余裕がある場合は，なるべく移
植床血管の中枢で吻合することで対処する．上腹
部の再建で内胸動静脈を用いる場合，第3肋間程
度までであれば，到達可能である（図10）．血管柄
の長さに余裕がない場合には，やむを得ずその場
で血管吻合を行うが，通常の端々吻合ではなく，

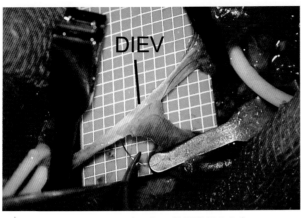
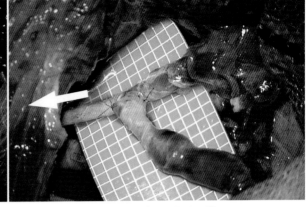

a｜b 　　図 11. 太→細の静脈端側吻合(large-to-small end-to-side anastomosis)の顕微鏡画像
　　　　　a：深下腹壁静脈(DIEV)に前外側大腿皮弁の静脈を端側吻合しているところ
　　　　　b：血流再開後. 矢印の方向が深下腹壁静脈の中枢側

太→細の端側吻合(Large-to-small end-to-side anastomosis)を行っている(図11)[10]. 筆者の経験では, 最大で1：3.3の口径差(外径で計測)の吻合を行い, 問題なく開存した. 吻合時の注意点としては, 移植床静脈に狭窄を起こさないようにする必要があり, 側孔の横径は小さめに開け, バイトも小さめにかけるようにする. 血流再開直後は, 吻合部で血流が鬱滞しているような印象を受けるが, しばらく経つと問題はなくなってくる. どの程度の口径差で本法を適応すべきか, あるいはどの程度の口径差まで本法で対応可能かは不明であるが, プリーツ状の吻合になってしまう端々吻合より信頼性が高いことは間違いない.

### 4．感　染

皮弁を用いた腹壁再建で感染を生じることは多くないが, 下腹～鼠径部での再建では注意が必要である. これらの部の再建では, 再建腹壁の表層に漿液腫が生じやすく, そこから感染や創離開に移行することがある(図12). 適切な位置に陰圧ドレーンを配置することが重要になる. 漿液腫が生じた場合に穿刺すべきか否かについては, 感染予防という観点から議論の多い部分であるが, 筆者自身は積極的に穿刺するようにしている.

### 術後管理

抜管時の強いバッキングは腹壁縫合部の破綻につながる可能性があるため, 麻酔医に指示をして穏やかな抜管を心掛けてもらう.

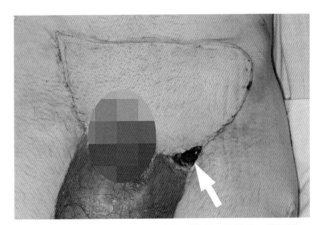

図 12. 有茎大腿皮弁での下腹部再建後, 鼠径部に漿液腫を生じ, 皮弁の辺縁に創離開(矢印)を生じた症例

術後, 全身状態に問題がなければ, 翌日から離床・歩行を励行する. 立位・歩行時には腹壁への緊張を緩和するため, 腹帯を着用させる. 臥位から坐位に, 坐位から立位に移る際は過度に腹圧が掛からないよう介助が必要である. 高齢者の場合, 最初は歩行器を使用させた方が安全である. 再建腹壁へ腹圧がかかることを危惧し, 数日間, 床上安静とする施設もあるが, 適切に再建が行われていれば, 離床に伴う腹圧で腹壁縫合線が破綻する心配はない. 逆に, 適切な再建が行われていなければ, 数日間, 床上安静にしたところで縫合線の癒合が得られるわけではなく, 立位になった時点で腹壁は破綻する.

有茎皮弁での再建症例で, 臥位で下肢を伸展させた状態では血管柄に緊張がかかる場合は, 股関

節が屈曲するよう膝枕を入れることがある.

## まとめ

皮弁を用いた腹壁再建に特徴的な合併症とその予防策について述べた. 腹壁再建では体表の再建と異なり, 軽微な合併症が重篤な合併症へとつながりかねない. 確実な創閉鎖が得られるよう, 綿密な計画のもと, 細心の注意を払って再建を行う必要がある.

### 参考文献

1) Kimata, Y., et al.：Anterolateral thigh flap for abdominal wall reconstruction. Plast Reconstr Surg. **103**：1191-1197, 1999.
   Summary　この報告以降, 腹壁再建の中心は, 大腿筋膜張筋皮弁から前外側大腿皮弁に移行した.
2) Kayano, S., et al.：Comparison of pedicled and free anterolateral thigh flaps for reconstruction of complex defects of the abdominal wall：Review of 20 consecutive cases. J Plast Reconstr Aesthet Surg. **65**：1525-1529, 2012.
3) 宮本慎平, 櫻庭　実：【大腿部から採取できる皮弁による再建】大腿前面の有茎皮弁. PEPARS. **101**：1-6, 2015.
4) Ellis, H., et al.：Abdominal incisions and their closure. Curr Probl Surg. **22**：1-51, 1985.
5) 松原猛人：腹壁瘢痕ヘルニアの原因・疫学. 諏訪勝仁編. ヘルニアの外科. 216-219, 南江堂, 2017.
6) Muysoms, F. E., et al.：European Hernia Society guidelines on the closure of abdominal wall incisions. Hernia. **19**：1-24, 2015.
7) van't Riet, M., et al.：Meta-analysis of techniques for closure of midline abdominal incisions. Br J Surg. **89**：1350-1356, 2002.
8) Kagaya, Y., et al.：Successful pregnancy and delivery after autologous abdominal wall reconstruction using anterolateral-thigh and iliotibial-tract flap. Plast Reconstr Surg Glob Open. **6**：e1819, 2018.
   Summary　腹壁デスモイド切除, 前外側大腿皮弁による再建後, 問題なく妊娠・出産が行えた2例の報告.
9) Kagaya, Y., et al.：Autologous abdominal wall reconstruction using anterolateral thigh and iliotibial tract flap after extensive tumor resection：A case series study of 50 consecutive cases. J Plast Reconstr Aesthet Surg. **73**(4)：638-650, 2020.
10) Miyamoto, S., et al.：Large-to-small end-to-side venous anastomosis in free flap transfer. J Surg Res. **245**：377-382, 2019.
   Summary　移植床静脈が皮弁の静脈より細い場合の解決策を示した論文.

PEPARS No.161：69-78, 2020

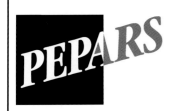

◆特集／再建手術の合併症からのリカバリー

# 四肢軟部悪性腫瘍再建における合併症の予防と対策

辛川 領*1 吉松英彦*2 矢野智之*3

Key Words：上肢機能再建（upper limb functional reconstruction），リンパ浮腫（lymphedema），ICG angiography，大腿深動脈穿通枝皮弁（PAP flap），浅腸骨回旋動脈穿通枝皮弁（SCIP flap）

**Abstract** 四肢軟部悪性腫瘍再建においては，広範切除に伴う組織欠損に対して後療法やリハビリなどに影響が出ないよう合併症のない確実な再建が要求される．さらに，ドナーサイト，患肢機能や整容性など，予後や患者の術後 QOL を考慮した再建が望まれる．皮弁壊死などのメジャーな合併症予防には，確実な手技は前提として multiple ICG angiography が有用である．合併症が起こったとしても，皮弁の持ち駒を多く持って早期にそれに向き合って対応することが重要である．手指の機能障害，可動域障害，リンパ浮腫，足底潰瘍などの部位ごとのマイナーな合併症に対しては，腱移行，躊躇のない遊離皮弁選択，LVA，nonbulky で強い剪断応力にも耐えられる皮弁の選択が有用である．

## はじめに

非上皮性組織から発生する悪性軟部腫瘍（軟部肉腫）は，発生頻度が 10 万人に 2～3 人とされる希少癌である．局所根治療法としては，手術療法が第一選択であり，確実な広範切除で局所再発を防ぐことがまず大前提である．当院ではバリアーの概念を取り入れて切除縁が決定され，低悪性で 1 cm，高悪性で 2 cm，浸潤型で 3 cm 以上の広範切除が至適切除縁とされている．未分化多形肉腫（Undifferentiated Pleomorphic Sarcoma；UPS）

など腫瘍が深筋膜に沿って浸潤する場合，再建に余裕があればより広範な範囲を切除する方が安全であることも明らかになっている[1]．広範切除に伴う組織欠損に対しては，後療法などに影響が出ないよう合併症のない確実な再建が要求される．さらに，ドナーサイト，患肢機能や整容性など，予後や患者の術後 QOL を考慮した再建が望まれる．本稿では，皮弁を用いた再建を行う上での合併症の予防や対策を総論的に述べた後に，部位別の合併症の対策を各論的に述べる．

*1 Ryo KARAKAWA，〒135-8550 東京都江東区有明 3-8-31 がん研有明病院形成外科，医員
*2 Hidehiko YOSHIMATSU，同，医長
*3 Tomoyuki YANO，同，部長

## 皮弁再建の合併症(総論)

最も重篤なのは,遊離皮弁の血流トラブルによる1.全壊死であろう.遊離皮弁や有茎皮弁両方に起き得る2.部分壊死も,後療法に影響が出たり,入院期間が延びてしまうため,避けなければならない.ドナーサイトの合併症は採取皮弁によって異なるので,ここでは割愛する.

### 1.全壊死

原因は,遊離皮弁において血管茎のトラブルがほとんどである.

#### A.予 防

適切なレシピエント血管の選択,確実な血管吻合,血管茎に緊張のかからない無理のない配置,術後の血栓やspasm予防,皮弁モニタリング,適切な安静度が重要である.これらに関しては様々なところで議論されているため詳細は割愛する.当チームでは,術後の血栓やspasm予防として,ヘパリン5,000単位+PGE$_1$ 120 $\mu$g/日を投与している.特にperforator to perforator吻合をした時はPGE$_1$の持続投与が重要と考えている.皮弁モニタリングに関しては,看護師サイドで皮弁色調とドプラーによる動脈音聴取を,最初の48時間は3時間毎,その後は術後120時間まで6時間毎としている.鬱血が疑われた時は,pin prick test+皮弁血糖の頻回測定を行い,血糖変化率で血栓の有無を予測する[2].血栓が疑われた場合は,躊躇せずに再手術を行う.

#### 2.対 策

全壊死が確定したら,感染などを起こす前に躊躇せずにデブリードマンを行い,皮弁の再移植を行う.そのためには,皮弁の持ち駒が多いに越したことはない.当チームでは,ドナーサイトに考慮して,浅腸骨回旋動脈穿通枝(SCIP)皮弁,前外側大腿(ALT)皮弁,大腿深動脈穿通枝(PAP)皮弁などの穿通枝皮弁がworkhorseである.SCIP皮弁は比較的薄く小~中欠損に向いており腸骨を含めることができ[3],ALT皮弁は血管茎が長く筋膜を付けることができ,PAP皮弁はドナーサイト

が隠れすべての体位(仰臥位,側臥位,伏臥位)で採取可能である[4)5].未分化多形肉腫(UPS)などは局所再発率が高いとされており,再発を繰り返す症例に対しても,皮弁の持ち駒が多いことが重要である.

**症例1**:75歳,男性(図1)

左鼠径部原発の軟部肉腫(spindle cell sarcoma)に対して,3年前に広範切除+左有茎ALT皮弁および殿部からの有茎皮弁を用いて再建したが,ALT皮弁は完全壊死(詳細不明)し,追加手術(壊死部のデブリドマンおよび右大腿外側部からの分層植皮)が施行された.今回,左大腿転移に対して,整形外科による腫瘍広範切除+植皮が施行されたが,可動部であり植皮は脱落し,当科への紹介があった.まだ使用されていない対側の大腿内側からの遊離皮弁(PAP皮弁)を選択した(図1-a).PAP皮弁を挙上し(図1-b),殿部背側のポケットに皮弁をしっかり充填するよう配置した(図1-c).外側大腿回旋動静脈の上行枝を瘢痕組織から離れた部位まで剝離し,レシピエント血管とした(図1-d).皮弁は完全生着し術後放射線療法を施行した.術後5か月,歩行も可能である(図1-e).

### 2.部分壊死

意外に難しいのが,部分壊死の予測である.特に有茎皮弁において,挙上時は全領域の血流に問題はなかったが,欠損部へ縫い付けた後に皮弁の一部が鬱血あるいは疎血になり,部分壊死になるということを筆者はかつて経験したことがある.これに対する解決策であると我々が考えるインドシアニングリーン(ICG)皮弁血流評価(multiple ICG angiography)について述べる.

#### A.multiple ICG angiography

我々は皮弁完全生着のために,頻回にICG皮弁血流評価(ICG angiography;ICGA)を行っている.1回のICGAでは,ICG 1.0~1.5 ccを静脈内投与し,近赤外光カメラシステム(LIGHTVISION,島津製作所)を用いて血管や皮弁血流を評価する.1.皮弁挙上時,2.血管吻合終了時,3.皮弁をラ

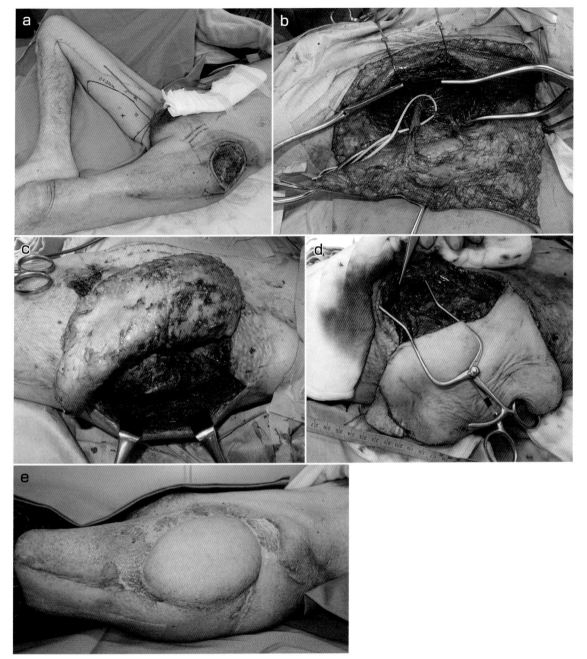

図 1. 症例 1

フに縫い付けた状態で，術中に複数回の皮弁血流評価を行う．その際，皮弁血流不良域はマークしておく．複数回の皮弁血流評価が可能であるのは，1回の ICGA 後 20 分ほどで皮弁内の ICG は wash out され，さらに近赤外光カメラの ICG 感度を下げることで再度 ICGA が可能になるという前提に基づく[6]．複数回 ICGA を行うのは，手術の各工程で逐一トラブルがないことを確認するためである．皮弁をラフに縫い付けた状態での ICGA が特に重要で，この際に血流不良域があれば，縫い付けを検討し直すか，血流不良域を躊躇なく切除するのが，術後部分壊死を防ぐポイント

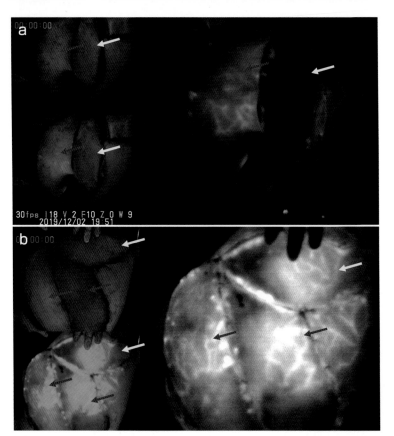

図 2. 症例 2

である．血管吻合終了時は皮弁血流が全く問題な
くても，縫い付け後に皮弁や血管茎へのテンショ
ンのせいで，皮弁血流不良になることがあり，こ
れがピットフォールである．

**症例 2**（図 2）

巨大欠損に対して有茎腰動脈穿通枝皮弁（LAP
flap；黄矢印）および 2 枚の遊離皮弁（PAP flap，
ALT flap；赤矢印）を移植した．ラフに縫い付け
た上で ICGA を施行した．初めの配置（図 2-a）で
は LAP flap は染まらず，血管茎のテンションの
せいで，皮弁全体が血流不良であることがわかっ
た．再度皮弁の配置を検討し直して（図 2-b）ICGA
を施行し，すべての皮弁が血流良好であることを
確認し，手術終了とした．術後トラブルはなく，
すべての皮弁は完全生着した．

### 部位別の合併症（各論）

1. 前腕，2. 肩や膝などの可動部，3. 大腿内側

や鼠径部，4. 足底荷重部の，それぞれにおける特
異的な合併症に対する対策などを論じる．

### 1．前腕における合併症―手指の運動障害―

前腕には，手部の力源となる筋腱およびそれら
を支配する神経が走行しており，広範切除により
これらを失うと運動障害が生じる．神経の損傷は
神経移植を用いて修復する．一度起きてしまった
運動障害を二期的に回復させることは癒着や拘縮
のせいで困難なことが多く，したがって一期的な
腱移行術＋適切なリハビリテーションが望まし
い．犠牲となった筋腱の協働筋が存在しない場
合，あるいは神経を合併切除した場合に，残存筋
を用いて行う．正中神経が犠牲になる場合は神経
移植の絶対適応である．尺骨神経が犠牲になりか
ぎ爪指変形が起こる場合，二期的に Fowler 法な
どを検討してもよい．二期的治療の場合は，術後
療法により拘縮を予防する．前腕背側の腫瘍で，
後骨間神経や伸筋腱が合併切除される場合は，一

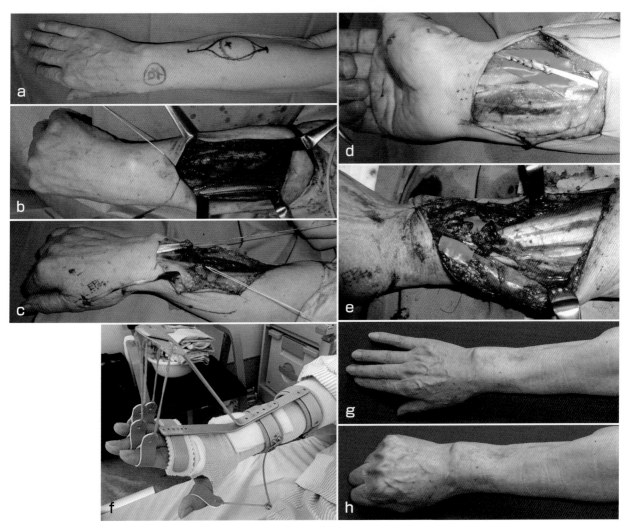

図 3. 症例 3

期的に低位橈骨神経麻痺に準じた腱移行を検討する．腱移行の治療原則として"adequate skin coverage"が重要であるため，単純縫縮が少しでも難しい場合は躊躇なく皮弁再建を検討する[7]．

**症例 3**(図 3)

右前腕尺側背側の肉腫(脱分化型脂肪肉腫)に対して広範切除を施行(図 3-a)．総指伸筋(EDC)，小指伸筋(EDM)，尺側手根伸筋(ECU)，長母指伸筋(EPL)，長母指外転筋(APL)，回外筋の一部，および回外筋より遠位の後骨間神経(PIN)が合併切除された(図 3-b)．広範切除の切開から皮切を遠位に伸ばし，EDC，EDM を同定した．母指 MP 関節背側に小さい横切開を置き，この皮切

からEPL腱を露出させた(図 3-c)．前腕掌側遠位に皮切を置き，長掌筋(PL)腱と橈側手根屈筋(FCR)腱を付着部付近で切離した．同皮切内でEPL 腱と PL 腱を interlacing suture を行った(図 3-d)．前腕背側の皮切内でFCR腱とEDCおよびEDM腱を interlacing suture した(図 3-e)．手関節 30°背屈で，母指伸展外転位，MP 関節10°屈曲となるように固定をした．術後 2〜4 週は，outrigger 装具を用いて自動屈曲，他動伸展のリハビリを行った(図 3-f)．その後，6 週まで日中フリー，night splint とし，6 週後は完全フリーとした．術後 1 年で DIP 関節，PIP 関節自動伸展は 0°まで改善した(図 3-g, h)．

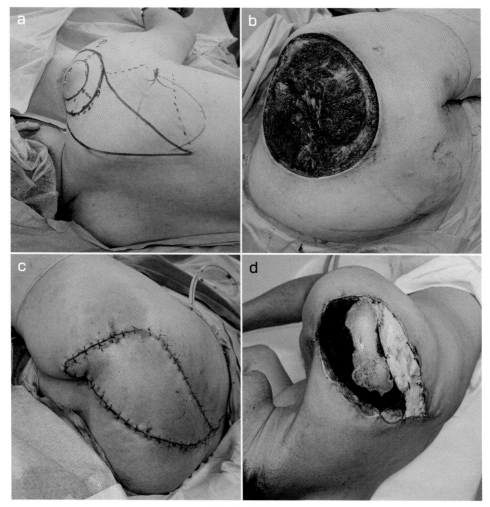

図 4. 症例 4

## 2. 肩や膝などの可動部における合併症
### —緊張による創離開，皮弁部分壊死，拘縮による可動域制限—

肩や肘などの可動部の再建は，緊張による創離開，皮弁部分壊死，拘縮による可動域制限などの合併症が起こる可能性があり，注意が必要である．可動に伴う十分な皮膚量が必要なため，局所皮弁に拘らず少しでも無理がある時は躊躇なく遊離皮弁移植を選択することが重要だと考える．

### 症例4（図4）

右肩の隆起性皮膚線維肉腫（DFSP）に対して，広範切除＋有茎肩甲皮弁移植を施行した（図4-a〜c）．術後より鬱血所見を認め，最終的には皮弁の半分以上が壊死した（図4-b）．無理な縫い付け

による血管茎の緊張が原因と考えられた．この後，デブリドマン＋植皮により上皮化を得られたが，治療期間はかなり長期化した．

### 症例5（図5）

右肩の淡明細胞肉腫に対して，広範切除＋遊離SCIP皮弁移植を施行した（図5-a〜c）．肩甲上動静脈の枝をレシピエントとした．皮弁は完全生着し，術後10日で退院した（図5-d）．

## 3. 大腿内側や鼠径部における合併症
### —リンパ漏，リンパ浮腫—

リンパ節やリンパ管が多く存在する鼠径部や，集合リンパ管が多く存在する大腿内側発生の軟部組織肉腫切除後は，高率にリンパ漏やリンパ浮腫の合併症が起こることが知られている．軟部組織

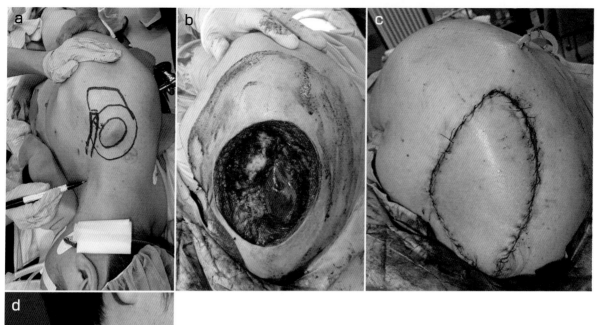

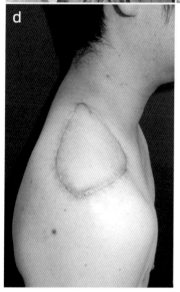

図 5.
症例 5

肉腫に対して四肢温存広範切除後は 28.8% でリンパ浮腫を発症し，腫瘍の大きさ（5 cm 以上），腫瘍の深さ（切除が筋層へ及ぶ）がリンパ浮腫発症（ILS Ⅱ期以降）の独立予測因子であるという報告がある[8]．特に大腿動静脈合併切除例あるいは in situ preparation（ISP）法施行例においては，リンパ漏やリンパ浮腫はほぼ必発である．リンパ漏は後療法が遅れたり，入院期間が伸びたり，切除し再建した部位の感染の原因にもなり，リンパ浮腫は術後の QOL 低下に繋がるため，これらの合併症に対しても形成外科が早めに介入するべきだと考える．我々は，二期的リンパ管静脈吻合（LVA）および圧迫療法の併用を行っている．皮弁を用いた再建をした症例では，皮弁生着を確認したのち，弾性包帯での圧迫を開始し，その 1〜2 週後に患肢でリンパ管静脈吻合を施行する．その後，ドレーンが抜けたタイミングで弾性ストッキング着用を指示している．リンパ再建を一期的にするか二期的にするかは議論の分かれるところではあるが，二期的に行う方が，内圧の上昇したリンパ管が拡張しより確実な LVA が可能だと我々は現時点では考えている．

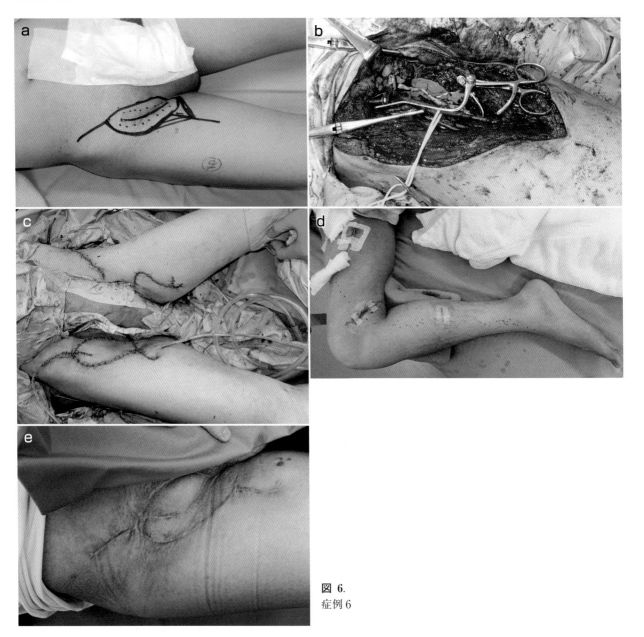

図 6.
症例 6

症例 6（図 6）：32 歳，男性

　右殿部類上皮肉腫原発に対して 5 年前に広範切除施行．2 年前に右鼠径から会陰にかけての増大性の腫瘤があり，腫瘤を切除しリンパ節転移の診断．今回，右鼠径部リンパ節転移再発および外腸骨リンパ節転移に対して（図 6-a），右鼠径腫瘍広範切除＋外腸骨リンパ節切除＋大伏在静脈を用いた大腿静脈再建＋左鼠径部からの SCIP flap 移植を施行した（図 6-b, c）．術後のリンパ漏および患肢のリンパ浮腫が予測されたため，患肢の静脈還流を保つために大腿静脈再建を行った（図 6-b）．

鼠径部のリンパ漏は続き，放射線療法に移ることができなかった．

　LVA を大腿と下腿に 1 か所ずつ計 2 か所施行した（図 6-d）．リンパ flow の強いリンパ管を大伏在静脈の枝に端々吻合した．確実な吻合のために，逆流のない静脈の選択，吻合後の ICG リンパ管造影が重要である．前者は，術前カラードプラーにてチェックする．後者に関しては，吻合後に開存および漏れがないことを確認する．開存が怪しければ，躊躇なく再吻合する．LVA 施行前は 200 cc/日出ていたリンパ液は術後 50 cc/日前後に減

少し，術後3日でドレーンを抜去することができた．その後，放射線療法を施行．術後1年の時点でリンパ浮腫はストッキングを用いてコントロール良好である（図6-e）．

### 4．足底荷重部における合併症
### ―再建後の潰瘍―

非常に稀ではあるが，足底荷重部に発生した悪性腫瘍の切除後再建においては，術後の歩行まで考慮する必要がある．足底再建では，① nonbulkyで ② 強い剪断応力にも耐えられる皮膚で荷重部を覆うことが重要である[9]．弱い皮膚で再建した場合，繰り返す潰瘍形成の原因となり，装具が手放せなくなったり，局所再発との鑑別が必要などとQOL低下につながる．我々は，足底再建の材料としては内側足底皮弁あるいは比較的強い皮膚を有する胸背動脈穿通枝（TAP）皮弁がよいと考えている[10]．第一選択は有茎内側足底皮弁であるが，血管茎の内側足底動静脈が切除域に含まれることも多い．その場合は，遊離TAP皮弁あるいは対側からの遊離内側足底皮弁を検討する[11]．対側からの遊離内側足底皮弁の場合は，ドナーサイトに植皮をする必要があるため，数日間どちらの足にも荷重ができない状態となる．したがって，高齢者の場合はADL低下につながるため注意が必要である．

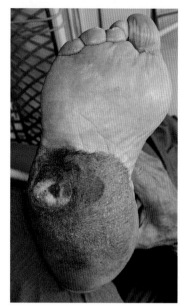

図7．症例7

### 症例7（図7）

足底の悪性黒色腫に対して遊離肩甲皮弁を用いた再建を施行した．皮弁は完全生着したものの，術後より mid-plantar region の潰瘍を繰り返している．

### 症例8（図8）：41歳，男性

他院で診断された左足底の滑膜肉腫に対して追加広範切除＋対側の遊離内側足底皮弁による再建を施行した．術後6か月，左右差のない自然な歩行が可能である[11]．

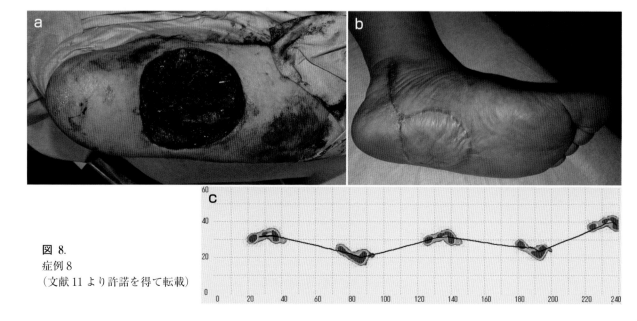

図8.
症例8
（文献11より許諾を得て転載）

## おわりに

　手術は，より安全で確実で低侵襲なものに進化していくべきものである．安全性や確実性を求めるために，コストの問題などはあるが，現存のテクノロジーやデバイスの使用や，皮弁に関しても出来る限り低侵襲な皮弁の選択を検討すべきだろう．それが合併症を減らすことに繋がるし，合併症が起こったとしても早期にそれに向き合って対応することが最も大事である．上下肢の機能障害に対しては，手術もそうであるがリハビリが何より大事であるし，リンパ浮腫に関しても手術だけでなく術後の圧迫療法を継続することが重要である．

　今後は，"がんサバイバーの QOL 向上"というのは社会的需要が増すことが予想され，形成再建外科医が力を発揮できる領域だと思われる．課題は山積しているが，今後も症例，検討を重ねてよりよい医療を目指したいと当チームは考えている．

### 参考文献

1) 阿江啓介ほか：切除縁評価法による縮小手術の可能性と Barrier 概念の検証．癌と化学療法．**44**：296-302，2014.
2) Karakawa, R., et al.：Ratio of blood glucose level change measurement for flap monitoring. Plast Reconstr Surg Glob Open. **6**(7)：e1851, 2018.
3) Yoshimatsu, H., et al.：Superficial circumflex iliac artery perforator flap：an anatomical study of the correlation of the superficial and the deep branches of the artery and evaluation of perfusion from the deep branch to the sartorius muscle and the iliac bone. Plast Reconstr Surg. **143**(2)：589-602, 2019.
4) Karakawa, R., et al.：The correlation of the perforators and the accessory saphenous vein in a profunda femoris artery perforator flap for additional venous anastomosis：A cadaveric study and clinical application. Microsurgery. **40**(2)：200-206, 2020.
5) Karakawa, R., et al.：An anatomical study of the lymph collecting vessels of the medial thigh and clinical applications of lymphatic vessels preserving profunda femoris artery perforator (LpPAP) flap using pre- and intra-operative indocyanine green (ICG) lymphography. J Plast Reconstr Aesthet Surg. [ahead of print]
6) Li, K., et al.：Application of indocyanine green in flap surgery：A systematic review. J Reconstr Microsurg. **34**(2)：77-86, 2018.
7) 大西信樹：腱移行術が成功するために必要な事項．手・肘の外科：カラーアトラス．三浪明男編．p390，中外医学社，2007.
8) Friedmann, D., et al.：Incidence and severity of lymphoedema following limb salvage of extremity soft tissue sarcoma. Sarcoma. **2011**：289673, 2011.
9) Hong, J. P., Kim, E. K.：Sole reconstruction using anterolateral thigh perforator free flaps. Plast Reconstr Surg. **119**(1)：186-193, 2007.
10) Lee, K. T., et al.：Reconstruction outcomes of oncologic foot defect using well-contoured free perforator flaps. Ann Surg Oncol. **24**：2404-2412, 2017.
11) Karakawa, R., et al.：Successful balanced gait after reconstruction of the weight-bearing mid plantar region using a free contralateral medial plantar flap. Plast Reconstr Surg Glob Open. **7**(9)：e2456, 2019

# FAX による注文・住所変更届け

改定：2015 年 1 月

毎度ご購読いただきましてありがとうございます.

読者の皆様方に小社の本をより確実にお届けさせていただくために，FAX でのご注文・住所変更届けを受けつけております．この機会に是非ご利用ください.

## ◇ご利用方法

FAX 専用注文書・住所変更届けは，そのまま切り離して FAX 用紙としてご利用ください．また，注文の場合手続き終了後，ご購入商品と郵便振替用紙を同封してお送りいたします．**代金が 5,000 円をこえる場合，代金引換便とさせて頂きます**．その他，申し込み・変更届けの方法は電話，郵便はがきも同様です.

## ◇代金引換について

本の代金が 5,000 円をこえる場合，代金引換とさせて頂きます．配達員が商品をお届けした際に，現金またはクレジットカード・デビットカードにて代金を配達員にお支払い下さい(本の代金＋消費税＋送料)．(※年間定期購読と同時に 5,000 円をこえるご注文を頂いた場合は代金引換とはなりません．郵便振替用紙を同封して発送いたします．代金後払いという形になります．送料は定期購読を含むご注文の場合は頂きません)

## ◇年間定期購読のお申し込みについて

年間定期購読は，1 年分を前金で頂いておりますため，代金引換とはなりません．郵便振替用紙を本と同封または別送いたします．送料無料，また何月号からでもお申込み頂けます.

毎年末，次年度定期購読のご案内をお送りいたしますので，定期購読更新のお手間が非常に少なく済みます.

## ◇住所変更届けについて

年間購読をお申し込みされております方は，その期間中お届け先が変更します際，必ずご連絡下さいますようよろしくお願い致します.

## ◇取消，変更について

取消，変更につきましては，お早めに FAX，お電話でお知らせ下さい.

返品は，原則として受けつけておりませんが，返品の場合の郵送料はお客様負担とさせていただきます．その際は必ず小社へご連絡ください.

## ◇ご送本について

ご送本につきましては，ご注文がありましてから約 1 週間前後とみていただきたいと思います．お急ぎの方は，ご注文の際にその旨をご記入ください．至急送らせていただきます．2〜3 日でお手元に届くように手配いたします.

## ◇個人情報の利用目的

お客様から収集させていただいた個人情報，ご注文情報は本サービスを提供する目的(本の発送，ご注文内容の確認，問い合わせに対しての回答等)以外には利用することはございません.

その他，ご不明な点は小社までご連絡ください.

株式会社 全日本病院出版会　〒 113-0033 東京都文京区本郷 3-16-4-7F
電話 03(5689)5989　FAX03(5689)8030　郵便振替口座 00160-9-58753

# FAX 専用注文書

形成・皮膚 2005

年　月　日

| ○印 | PEPARS | 定価(消費税込み) | 冊数 |
|---|---|---|---|
| | 2020 年 1 月～12 月定期購読(送料弊社負担) | 42,020 円 | |
| | PEPARS No. 159　外科系医師必読！形成外科基本手技 30 [増大号] [新刊] | 5,720 円 | |
| | PEPARS No. 147　美容医療の安全管理とトラブルシューティング [増大号] | 5,720 円 | |
| | バックナンバー(号数と冊数をご記入ください)　No. | | |

| ○印 | Monthly Book Derma. | 定価(消費税込み) | 冊数 |
|---|---|---|---|
| | 2020 年 1 月～12 月定期購読(送料弊社負担) | 42,130 円 | |
| | MB Derma. No. 294　"顔の赤み" 鑑別・治療アトラス [増刊号] [新刊] | 6,380 円 | |
| | MB Derma. No. 288　実践！皮膚外科小手術・皮弁術アトラス [増大号] | 5,280 円 | |
| | バックナンバー(号数と冊数をご記入ください)　No. | | |

| ○印 | 瘢痕・ケロイド治療ジャーナル | | |
|---|---|---|---|
| | バックナンバー(号数と冊数をご記入ください)　No. | | |

| ○印 | 書籍 | 定価(消費税込み) | 冊数 |
|---|---|---|---|
| | 超実践！がん患者に必要な口腔ケア―適切な口腔管理で QOL を上げる― [新刊] | 4,290 円 | |
| | 美容外科手術―合併症と対策― [新刊] | 22,000 円 | |
| | 足関節ねんざ症候群―足くびのねんざを正しく理解する書― [新刊] | 6,050 円 | |
| | グラフィック リンパ浮腫診断―医療・看護の現場で役立つケーススタディ― | 7,480 円 | |
| | 整形外科雑誌 Monthly Book Orthopaedics 創刊 30 周年記念書籍　骨折治療基本手技アトラス | 16,500 円 | |
| | 足育学　外来でみるフットケア・フットヘルスウェア | 7,700 円 | |
| | ケロイド・肥厚性瘢痕 診断・治療指針 2018 | 4,180 円 | |
| | 実践アトラス 美容外科注入治療　改訂第 2 版 | 9,900 円 | |
| | ここからスタート！眼形成手術の基本手技 | 8,250 円 | |
| | Non-Surgical 美容医療超実践講座 | 15,400 円 | |
| | カラーアトラス 爪の診療実践ガイド | 7,920 円 | |
| | 皮膚科雑誌 Monthly Book Derma. 創刊 20 年記念書籍　そこが知りたい 達人が伝授する日常皮膚診療の極意と裏ワザ | 13,200 円 | |
| | 創傷治癒コンセンサスドキュメント―手術手技から周術期管理まで― | 4,400 円 | |

| ○ | 書 名 | 定価 | 冊数 | ○ | 書 名 | 定価 | 冊数 |
|---|---|---|---|---|---|---|---|
| | 見落とさない！見間違えない！この皮膚病変 | 6,600 円 | | | カラーアトラス 乳房外 Paget 病―その素顔― | 9,900 円 | |
| | 図説 実践手の外科治療 | 8,800 円 | | | 超アトラス眼瞼手術 | 10,780 円 | |
| | 使える皮弁術 上巻 | 13,200 円 | | | イチからはじめる 美容医療機器の理論と実践 | 6,600 円 | |
| | 使える皮弁術 下巻 | 13,200 円 | | | アトラスきずのきれいな治し方 改訂第二版 | 5,500 円 | |

お名前　フリガナ　　　　　　　　　　　　　　　㊞　　　診療科

ご送付先　〒　　－　　　　　□自宅　　□お勤め先

電話番号　　　　　　　　　　　　　　　□自宅　□お勤め先

バックナンバー・書籍合計 5,000 円以上のご注文は代金引換発送になります

―お問い合わせ先―
㈱全日本病院出版会営業部
電話　03(5689)5989
FAX 03(5689)8030

# PEPARS

各号定価 3,000 円＋税．ただし，増大号のため，No. 123，135, 147, 159 は定価 5,200 円＋税．
在庫僅少品もございます．品切の場合はご容赦ください．
(2020 年 4 月現在)

本頁に掲載されていないバックナンバーにつきましては，弊社ホームページ(www.zenniti.com)をご覧下さい．

---

**2020 年 年間購読 受付中！**
年間購読料 42,020 円(消費税込) (送料弊社負担)
(通常号 11 冊＋増大号 1 冊：合計 12 冊)

click

全日本病院出版会 ｜ 検 索

## 重症下肢虚血治療の update

PEPARS　No. 161

2020 年 5 月 15 日発行（毎月 1 回 15 日発行）
定価は表紙に表示してあります．
Printed in Japan

© ZEN・NIHONBYOIN・SHUPPANKAI, 2020

発行者　　末 定 広 光
発行所　　株式会社　全日本病院出版会
〒 113-0033 東京都文京区本郷 3 丁目 16 番 4 号
電話（03）5689-5989　Fax（03）5689-8030
郵便振替口座 00160-9-58753

印刷・製本　三報社印刷株式会社　　　　電話（03）3637-0005
広告取扱店　㈱日本医学広告社　　　　　電話（03）5226-2791